LA CÉCITÉ

PAR

BLESSURES DE GUERRE

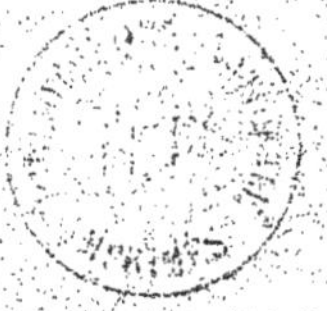

PAR

Le Dr Félix LAVABRE

Médecin auxiliaire au ...^e régiment d'infanterie.

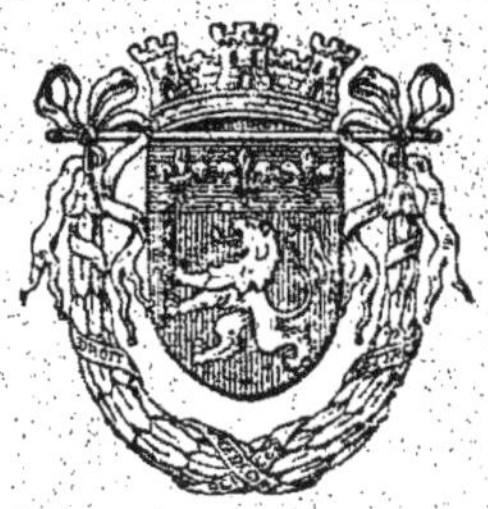

LYON

A. REY, IMPRIMEUR-ÉDITEUR DE L'UNIVERSITÉ

4, RUE GENTIL, 4

1915

LA CÉCITÉ

PAR

BLESSURES DE GUERRE

LA CÉCITÉ

BLESSURES DE GUERRE

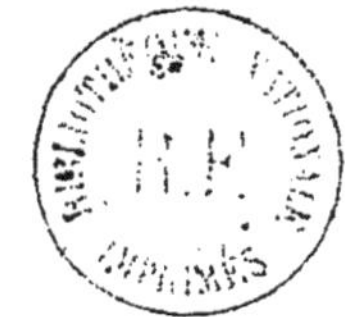

PAR

Le Dr Félix LAVABRE

Médecin auxiliaire au ...^e régiment d'infanterie.

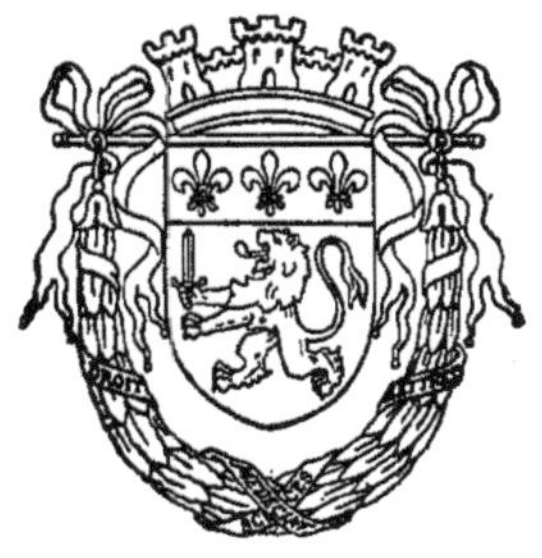

LYON

A. REY, IMPRIMEUR-ÉDITEUR DE L'UNIVERSITÉ

4, RUE GENTIL, 4

1915

A MES PARENTS,

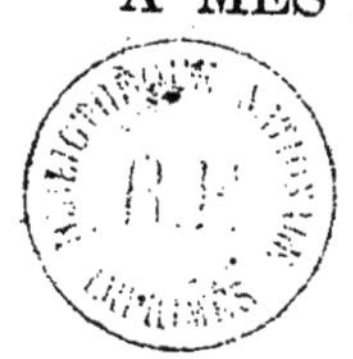

ET A TOUS LES MIENS

———

Cet exposé est le fruit d'un travail effectué au retour du front (Lorraine, Belgique, Champagne), au cours d'un congé de convalescence. Nous appelons sur lui la bienveillante attention du lecteur. Nous nous sommes heurté, en effet, à quelques difficultés, qui ont tenu, en particulier, à la documentation.

Notre sujet de thèse était fixé d'avance. A un soldat et en ces temps, il convenait un mémoire de chirurgie de guerre. Nous nous sommes assigné *les Cécités par blessures de guerre*.

C'est avec un grand intérêt que nous avions observé au front ces traumatismes oculaires. Les circonstances voulaient que nous ne poussions guère nos investigations. Après un court examen relevant les grosses lésions de son appareil visuel, le blessé était pansé et renvoyé à l'arrière par les voies les plus directes. Mais le plus grand nombre de ses lésions nous échappaient. Avec le plus vif intérêt nous avons retrouvé ici ces blessés des yeux et appris leur histoire. Les plus heureux ont guéri. Les autres ont fait de la cécité monoculaire. Les moins favorisés, ceux qui nous intéressent aujourd'hui, ont fait de la cécité binoculaire.

D'autre part, la situation morale des aveugles n'était-elle pas faite pour nous intéresser à leurs blessures? Ceux qui ont franchi le « Styx des vivants », et qui, bannis dans un « triste lieu d'exil », ne connaissent plus que le « Royaume de l'Ombre ». La « lugubre loi pèse sur eux de tout le poids de l'irrémédiable ». Si graves que soient nos malheurs, nous espérons toujours une fin. Ils n'ont même pas cette illusion vague et bienfaisante que nous conservons jusque dans les plus graves douleurs « et que nous n'abandonnons qu'au terme de nos souffrances » (Dr Curtil, chef de Clinique du professeur Rollet). L'aveugle sait bien que « jamais il ne reverra le jour, que s'il veut être sage, il doit lâcher tout espoir de faire le pas qui le ramènerait parmi nous en deçà du voile, et que la seule issue de ce premier tombeau serait l'autre tombeau avec l'autre nuit, celle qui nous prend tous et ne finit jamais ».

Situation d'autant plus émouvante que nos aveugles ont connu les plaisirs de la vue, qu'ils l'ont perdue au jour de leurs plus belles espérances, et pour la grande Cause patriotique. L'aveugle militaire entre sur la « terre nouvelle l'âme chargée de souvenirs et de regrets; il laisse derrière lui la suite plus ou moins longue de son passé de lumière. Devant lui se dressent les ténèbres de l'avenir. » Il connaîtra un « choc qui l'étourdira ». La lumière est pour lui un « trésor perdu ». L'aveugle militaire pourra lui adresser une suprême prière : « Lumière prodigieuse, inflexible Déesse, toi qui nous accueilles à la vie et nous auras jusqu'à la mort, sublime et céleste épouse, ô mon infidèle, sois à moi une dernière fois. Je t'implore pour un dernier baiser. Vivons dans une suprême minute toutes les joies, tout le bonheur, toute la clarté débordante de notre pensée, ensuite tu pourras relâcher ton étreinte, et tu poursuivras ta route vers l'infini de l'espace et du temps. Moi, sans te maudire, ému pour jamais de ta dernière caresse, je laisserai tomber ma paupière sur ce regard que tu n'animeras plus, et ce sera notre adieu. »

Combien plus troublante la situation matérielle de *l'aveugle soldat*. Privé du jour au lendemain de ses facultés de travail, que va-t-il devenir? Il ne saurait compter pour vivre sur la pension de réforme qui lui est allouée. Nous aurons à étudier l'ensemble des mesures propres à créer chez ces êtres des facultés nouvelles, des moyens de travail, qui les rendront à la vie utile et sociale. A ce titre nous croirons continuer l'œuvre patriotique accomplie au front depuis dix mois.

Qu'ils nous soit permis d'adresser au professeur Rollet nos meilleurs remerciements. Il nous a fourni l'idée de ce travail. Il nous en a donné les grandes lignes. Ses conseils éclairés nous ont guidé au cours de notre rédaction. Il nous a consacré les rares loisirs que lui laissent ses obligations militaires. Il nous a fait l'honneur d'accepter la présidence de notre thèse.

Nous ne saurions oublier quel maître fut pour nous le professeur Tixier, qui, en maintes circonstances, nous a témoigné le plus grand intérêt. Dans son Service, il ne nous a ménagé ni ses conseils, ni ses enseignements. Nous l'assurons de toute notre reconnaissance.

Nous remerçions encore les Drs Mouisset et Mollard, médecins des Hôpitaux, de l'enseignement précieux et pratique qu'ils nous ont fourni au lit du malade ; le

Dr Voron, accoucheur des Hôpitaux, de la bienveil-
lance avec laquelle il nous a accueilli dans son Service,
et des facilités qu'il nous y a accordées.

Nous n'oublierons pas l'aide particulièrement pré-
cieuse que nous ont fournie, à l'occasion de ce travail, les
Drs Ronot et Mangini, anciens internes des Hôpitaux et
dans la Clinique.

Nous ne saurions passer sous silence l'accueil agréable que nous avons reçu à la Maison des Aveugles de
Villeurbanne, et nous en sommes vivement reconnais-
sant au Dr Masson, qui s'est intéressé à notre mémoire,
et à MM. les directeurs Leblanc et Lafontaine.

Que, dans ma famille, le Dr Elie Lavabre, mon
frère, ancien interne des Hôpitaux, le Dr Léon Viren-
que, mon beau-frère, reçoivent ici le témoignage de
ma plus affectueuse gratitude pour l'appui constant,
les conseils sages et bienveillants qu'ils ont bien voulu
me témoigner dans le courant de mes études.

LA CÉCITÉ

BLESSURES DE GUERRE

INTRODUCTION ET HISTORIQUE

Notre travail comprend trois grands chapitres :

Le *premier chapitre* a trait à la cécité en France. Il est rédigé d'après les indications fournies par le professeur Truc et le Dr Trousseau dans leur rapport à la Commission pour l'Assistance oculistique des aveugles.

Nous fournissons une définition précise de l'aveugle, destinée à assurer la régularité et l'unité de notre étude.

Nous déterminons encore la fréquence, l'âge et les principales causes de la cécité.

Dans un *deuxième chapitre*, nous étudions :

1° Les causes de la cécité de guerre : les projectiles; nous citons leur nature et leur action générale ;

2° Les lésions : nous envisageons successivement les lésions déterminées par les balles, les obus, les crapouillots.

Nous établissons une nouvelle distinction parmi les

blessures par balles suivant qu'elles se rapportent à l'action de la balle entière, de ses éclats ou des corps étrangers qu'elle projette contre l'œil.

Nous relevons deux sortes de lésions produites par la balle : les lésions directes portant sur le globe, les lésions indirectes portant sur les centres nerveux.

Nous déterminons l'action de l'obus qui s'exerce par ses éclats et son explosion même, l'action du crapouillot qui, aux influences précédentes, joint un effet caustique.

Nous fixons la nature des lésions des globes oculaires et les réduisons à trois : la contusion, la perforation, l'énucléation traumatique.

Dans notre *troisième chapitre*, nous envisageons les obligations qui nous incombent à l'égard des militaires aveugles. Nous déterminons la conduite à tenir, l'éducation, l'instruction, la protection de l'aveugle.

Dans un dernier paragraphe, nous disons ce qu'a fait Lyon pour ses aveugles en général et ses aveugles militaires en particulier.

Les cécités par blessures ont fait l'objet d'un petit nombre de travaux seulement. Rien dans les *Annales d'Oculistique* (1871-1874), où se trouvent quelques mémoires sur des lésions oculaires de guerre.

Dans leur *Traité pratique de Chirurgie d'armée*, publié en 1890, les médecins principaux Chauvel et Nimier ont consacré un chapitre aux blessures de l'œil observées dans la guerre de 1870-1871.

Ces auteurs examinent successivement les causes de la cécité de guerre, les lésions déterminées ; les causes sont les projectiles : balles, éclats de balle, corps étrangers, obus agissant par leur passage, leur explosion, la déflagration de la poudre qu'ils contiennent. Les lésions sont : 1° directes : commotions de la rétine, contusion des globes, perforation, énucléation, brûlure; 2° indirectes : section du nerf optique, blessure des deux centres visuels dans les lobes occipitaux, accidents d'origine sympathique affectant l'œil du côté opposé.

Les dernières grandes guerres ont peu enrichi l'histoire des cécités; les quelques renseignements qu'elles nous aient values sont contenus dans la *Guerre de Bulgarie et de Turquie*, par le Dr Laurent. Nous y relevons seulement quatre observations.

Deux se rapportent à l'action d'une balle, mais ne précisent pas les lésions :

OBSERVATION I. — N. T.., vingt ans, officier, 12e régiment d'infanterie.
Blessé à Sultan-Tepe le 6 juillet par balle de revolver tirée à 12 pas; est resté huit heures sans connaissance. Anosmie, cécité.

OBSERVATION II. — N. P..., vingt-cinq ans, lieutenant, 40e régiment d'infanterie. Blessé le 5 juillet par balle tirée à 800 pas. N'a pas perdu connaissance. Anosmie, cécité.

L'observation III a trait à l'action d'une balle ayant lésé les centres visuels.

OBSERVATION III. — G. T..., trente-huit ans, 44e régiment d'infanterie. Blessé le 27 juin par balle serbe transverso-occipitale supérieure tirée à 800 pas. Perte de connaissance qui s'est prolongée dix jours. A marché ensuite : ni aphasie, ni parésie, ni cécité.

Un mois après, a perçu légèrement la lumière à droite. Le 7 septembre, rien de particulier à la rétine.

La quatrième observation se rapporte encore à une lésion des centres visuels, mais par balle de shrapnell :

Observation IV. — L. I..., vingt-huit ans. Blessé le 2 novembre 1912, près d'Andrinople, par un schrapnell, vers l'occiput. Il ne pouvait rien voir, ni rester debout. La balle a été extraite le lendemain. Il reprit connaissance six jours après. La marche est impossible pendant un mois. La parole, qui a été embarrassée, est normale. Insomnie. Il se plaint de vertiges. La vision reste imparfaite. Congestion de la rétine droite. Il peut marcher, mais difficilement. Diplopie. Trouble vitré. Cicatrices et fistule à trois doigts en arrière de la région rolandique supérieure droite.

Opération le 14 décembre. Ablation de nombreuses esquilles. Ce sujet s'améliore rapidement, sa vision redevient normale. Il peut se lever et marcher dès le cinquième jour.

Tels sont les éléments qui, à ce jour, représentent l'histoire des cécités de guerre.

Les plaies de l'œil observées dans les tentatives de meurtre ou de suicide par balle à la tempe ne sauraient leur être assimilées. Ce genre de blessure, particulièrement étudié par le professeur Rollet dans son mémoire *l'Œil et le Revolver*, ne rappelle que de loin la lésion déterminée par la balle de guerre dans sa traversée des orbites. La balle du Lebel ou du Mauser, en effet, diffère totalement de la balle du revolver de la pratique civile, en particulier par sa vitesse et sa force de pénétration. Il en résulte des modifications essentielles dans les blessures déterminées.

La même remarque s'applique à la balle en usage en 1870. En raison de sa grande vitesse, la balle de guerre actuelle accroîtra la fréquence des contusions des globes oculaires, le nombre des énucléations traumatiques, la gravité des perforations.

De même, l'obus actuel, en raison de la dispersion de ses éclats, de leur pénétration, déterminera l'augmentation du nombre et de la gravité des blessures oculaires.

La guerre actuelle de tranchées a, de plus, donné le jour à des projectiles nouveaux. Il s'ensuit des blessures nouvelles.

Nous conclurons que l'histoire des cécités par blessures de guerre n'est pas entièrement nouvelle, mais qu'elle pose des problèmes nouveaux.

CHAPITRE PREMIER

DÉFINITION DE L'AVEUGLE. — LA CÉCITÉ EN FRANCE

DÉFINITION DE L'AVEUGLE

Avant de traiter de la question des aveugles, il importe de donner une définition précise de ce terme. Qu'est-ce qu'un aveugle?

Aux termes du rapport du professeur Truc et du Dr Trousseau, il faut comprendre tout sujet qui « n'a pas assez de vue d'une façon définitive pour travailler et vivre avec ses yeux », sujet dont l'acuité visuelle est inférieure à 1/10. Cette dernière limite n'a pas été universellement admise. A l'étranger, Fuchs ne reconnaît la cécité que pour une acuité égale ou inférieure à 1/50. Schmidt-Rimpler et Magnus posent 1/30.

En nous plaçant au point de vue des rapporteurs Truc et Trousseau, qui est le point de vue social et utilitaire, d'une part;

En nous fondant en second lieu sur les nombreux exemples relevés de sujets, qui, avec des acuités inférieures à 1/20 et même à 1/25, n'étaient nullement à charge à leurs familles ou à l'Etat, et pourvoyaient suffisamment aux besoins de leur existence en exerçant les professions de journalier, domestique, valet de ferme, berger, nous admettrons que la cécité qui nous intéresse, la cécité professionnelle, commence avec une acuité réduite à 1/20.

Nous ne nous occuperons pas de la cécité vraie, celle qui comporte la disparition de toute vision distincte. A elle, sans doute, s'applique le chiffre d'acuité visuelle de Fuchs 1/5o, de Schmidt-Rimpler et Magnus 1/3o. Mais déjà le sujet se sera trouvé dans l'impossibilité de « travailler et vivre avec ses yeux ». Déjà il aura dû faire appel au dévouement de ceux qui l'entourent. C'est à la date de ce jour qu'il nous intéresse.

LA CÉCITÉ EN FRANCE

Nous connaissons la définition précise de l'aveugle. Nous pouvons maintenant étudier la cécité en France. Nous examinerons sa fréquence. Nous déterminerons sa répartition. Nous en découvrirons brièvement les principales causes.

Fréquence. — La fréquence de la cécité en France a été déterminée par deux documents officiels : les statistiques de 1876 et de 1883, rédigées par les soins du ministère de l'Intérieur ; le recensement de 1901, établi par le ministère du Travail et de la Prévoyance sociale.

Le nombre des aveugles s'élevait en France, en 1876, à *28.494 aveugles ;* en 1883, à *31.966* pour une population évaluée, à cette époque, à 36.9o5.788 habitants. La proportion se trouve être de 8 aveugles pour

10.000 habitants. Ces chiffres sont supérieurs à ceux du Danemark, de la Suède, de l'Autriche, de la Suisse, de la Hollande. La Hollande ne possède que 4,46 aveugles par 10.000 habitants.

Dans leur rapport à la Commission pour l'Assistance oculistique des aveugles, le professeur Truc et le Dr Trousseau admettent que ces chiffres sont inférieurs à la réalité. Les travaux de recensement, en effet, ne portent guère que les aveugles qui ont fréquenté les cliniques et les hôpitaux, ceux qui se présentent au Bureau de bienfaisance ou qui bénéficient du secours de l'Etat et de Sociétés spéciales. Mais les aveugles qui jouissent d'une certaine aisance vivent en toute liberté chez eux. Ceux-là échappent à notre contrôle ; ceux-là ne sont pas compris dans les listes de recensement.

Le détail de ces statistiques pour les deux années 1876 et 1883 est fourni par le tableau suivant :

En 1876 :

Sexe masculin :	Enfants . .	2.109	
—	Adultes . .	13.417	Total 15.526
Sexe féminin :	Enfants . .	2.085	
—	Adultes . .	10.883	Total 12.968
			28.494 aveugles.

En 1883 :

Sexe masculin :	Enfants . .	1.360	
—	Adultes . .	17.126	Total 18.486
Sexe féminin :	Enfants . .	1.098	
—	Adultes . .	12.382	Total 13.480
			31.966 aveugles.

Les chiffres donnés montrent que le nombre des aveugles diffère sensiblement dans les deux sexes et que cette différence tend même à s'accroître. Les femmes comptent beaucoup moins d'aveugles que les hommes. Elles le doivent sans doute à la nature des professions dont elles bénéficient, et en particulier à la vie d'intérieur qu'elles mènent;

Ce qui semblerait le prouver, c'est que les enfants des deux sexes ont un chiffre d'aveugles se rapprochant sensiblement l'un de l'autre. Du jour au contraire où leur genre de vie change, l'équilibre de la balance est rompu en faveur de la femme.

Mais un fait nous frappe entre tous, c'est l'accroissement notable du taux de la cécité de 1876 à 1883. En sept ans, le chiffre des aveugles a augmenté de 3.472 unités. Il y a probablement lieu d'admettre que la statistique de 1876 était incomplète.

Remarquons avec intérêt que cet accroissement porte uniquement sur les adultes, et que, bien au contraire, le nombre des enfants aveugles a très sensiblement baissé durant cette période de sept ans.

Le recensement général effectué par le ministère du Travail et de la Prévoyance sociale en 1901 indique une baisse sensible de la cécité en France. Le nombre des aveugles s'élève à *27.174*, soit 6,2 pour 10.000 habitants.

Remarquons combien ces chiffres sont favorables. Ils nous permettent de fonder des espérances sur la pratique de la prophylaxie de la cécité.

Age de la cécité. — Quel est l'âge de la cécité?

Le Dr Trousseau rapporte les chiffres suivants, qui sont ceux de l'Ecole Braille :

Enfants devenus aveugles à la naissance . . . 45
  —   de o à 1 an . . . 110
  —   de 1 à 5 ans. . . 57
  —   de 5 à 10 — . . . 15
  —   de 10 à 15 — . . . 2

Dans l'*enfance,* c'est donc de o à 1 an que la cécité fait le plus de victimes (l'ophtalmie purulente est généralement en cause), et de 1 à 5 en raison des affections cornéennes.

En ce qui concerne l'*adulte*, le Dr Trousseau consigne aussi le résultat de ses recherches aux Quinze-Vingts :

Sujets devenus aveugles :

De o à 1 an . . .	4		De 40 à 5o ans. . .	26
De 1 à 10 ans. . .	15		De 5o à 6o — . . .	25
De 10 à 20 — . . .	10		De 6o à 70 — . . .	6
De 20 à 3o — . . .	12		De 70 à 80 — . . .	1

En somme, c'est entre trente et soixante ans que l'adulte devient aveugle. C'est l'âge de l'atrophie papillaire, du décollement de la rétine, du glaucome.

Il n'existe pas le moindre cas de cécité après quatre-vingts ans.

Répartition. — Les diverses régions de la France ne fournissent pas le même contingent d'aveugles. Certaines sont plus favorisées que d'autres. A cet égard, la France a pu être divisée en régions. La Région du Centre contient beaucoup moins d'aveugles que le Midi,

que l'Ouest et le Sud-Ouest. La Corse est, de la Région
du Sud, celle qui présente le plus d'aveugles. En 1883,
elle comptait 616 aveugles pour 262.701 habitants, soit
230 aveugles pour 100.000 habitants. En 1901, ce
chiffre avait baissé, il s'élevait encore à 163. Dans la
Région du Nord-Est, au contraire, le département des
Ardennes compte 27 aveugles pour 100.000 habitants.

Il serait intéressant d'étudier les lois qui président
à la distribution de la cécité dans les diverses régions,
les lois qui font que telle région est plus favorisée que
telle autre. Des recherches effectuées, il résulte que les
conditions climatériques, géologiques et topogra-
phiques importent peu. Au contraire, l'état industriel
ou agricole du pays, le niveau intellectuel des habitants,
la facilité des secours médicaux, la prospérité même,
paraissent exercer une influence considérable sur la
localisation des cécités.

Mais combien décevantes encore ces explications.
A Paris, la proportion des cécités d'enfants par ophtalmie purulente est plus forte qu'ailleurs.

Causes. — A défaut de lois générales régissant la
distribution des cécités dans les diverses régions, indi-
quons brièvement quelles en sont les causes particu-
lières et directes, les causes oculaires.

Dans l'ordre de leur importance, ce sont les maladies
du nerf optique, les maladies de la conjonctivite, le
glaucome, les maladies de l'iris et de la choroïde, les
maladies de la rétine, les traumatismes, les maladies
congénitales, les maladies de la cornée, la cécité postopératoire, l'ophtalmie sympathique.

La statistique de Trousseau, en 1892, porte sur 627 malades.

Dans ce nombre, il y a 132 *maladies du nerf optique*. Il s'agit de névrites et surtout d'atrophies, généralement tabétiques : 54 cas.

Les *maladies de la conjonctive* atteignent le chiffre de 125. La plus redoutable est la conjonctivite purulente. Le microbe en cause peut être le streptocoque, le pneumocoque, le bacille diphtérique. Il s'agit généralement de gonocoque. L'infection se produit au moment du passage de la tête de l'enfant dans le vagin, lorsque la paupière ou les conjonctives se trouvent au contact des sécrétions nocives de la mère. Elle peut encore se faire après la naissance à la suite d'un contact particulièrement sceptique : mains souillées, objets de pansement, de toilette.

Le *glaucome* se manifeste dans 66 cas. Le glaucome chronique simple semble faire plus de victimes que le glaucome aigu.

Les *maladies de l'iris et de la choroïde* ont déterminé 59 cécités (irido-choroïdites de cause intraoculaire ou bien dues aux maladies générales).

Les *maladies de la rétine* se retrouvent dans 57 cas (rétinites, choro-rétinites, décollements myopiques surtout).

Les traumatismes donnent 54 cécités. Ils sont surtout professionnels.

Les *maladies congénitales* interviennent dans 44 cas: ce sont des cataractes congénitales et des rétinites pigmentaires.

Les *maladies de la cornée* donnent 44 aveugles (scrofuloses, rougeoles, varioles).

La *cécité postopératoire* en produit 3o.

Et *l'ophtalmie sympathique* 14 seulement.

De l'ensemble de la statistique, il découle que la cécité survient surtout :

Chez les enfants à la suite de la conjonctivite purulente.

Chez les adultes par atrophie des nerfs optiques.

Chez les vieillards à la suite du glaucome.

CHAPITRE II

L'AVEUGLE DE GUERRE.
LES CAUSES DE LA CÉCITÉ DE GUERRE.

LES LÉSIONS :

LEUR IMPORTANCE, LEUR MÉCANISME, LEUR NATURE

L'AVEUGLE DE GUERRE

Qu'est-ce qu'un aveugle de guerre?

Utilisant la définition que nous avons déjà fournie de l'aveugle, nous considérerons comme tel tout militaire ayant perdu sous l'effet d'un projectile de guerre et d'une façon définitive la faculté de travailler et de vivre avec ses yeux, présentant une acuité inférieure à 1/20.

Nous entendons bien éliminer les troubles visuels, quelque importance qu'ils aient, présentant un caractère temporaire ou susceptible d'amélioration. Les cataractes simples traumatiques par exemple sont exclues de notre cadre, parce qu'elles peuvent être opérées, ce qui modifiera leur résultat fonctionnel.

Nous avons vu, en effet, à la Clinique ophtalmologique du professeur Rollet cinq aveugles temporaires par cataracte. Opérés avec succès, leur vision s'est élevée, pour trois d'entre eux, à : $V = 2/3, 1/2, 1/3$.

De même, la qualité d'aveugle de guerre impliquera la perte de la vision binoculaire sous l'influence d'un projectile. Un soldat dont un œil est atteint de lésion irrémédiable, tandis que le second, atteint d'une affection vraisemblablement médicale, présente le même résultat fonctionnel, n'est pas un aveugle de guerre.

Remarquons encore que la perte de la vision est en général simultanée pour les deux yeux. Le projectile frappe en même temps les deux yeux. Mais il n'en est pas forcément ainsi. Un concours de circonstances fâcheuses pour le blessé peut vouloir que les deux yeux soient touchés en des temps différents.

LES CAUSES DE LA CÉCITÉ DE GUERRE

Ces causes sont diverses. La cécité peut être déterminée par un traumatisme. Dans l'immense majorité des cas, elle est due à l'action propre des projectiles. Les projectiles seuls feront l'objet de notre étude. Ils appartiennent à peu près tous, ceux qui nous intéressent au moins, à la catégorie des armes offensives : les armes à feu. Les armes défensives, les armes blanches en particulier, n'ont à leur actif qu'un nombre infime de blessures oculaires. Leur action, qui porte surtout sur la racine des membres inférieurs et l'abdomen, ne remonte guère au delà de la base du thorax ; nous les passerons donc volontairement sous silence.

Les projectiles des armes à feu sont déjà nombreux. La durée de la guerre ne cesse d'accroître leur chiffre et leur puissance. Dans l'ordre de leur importance, au point de vue qui nous occupe, nous citerons les balles et les éclats de balle, les obus, les bombes, les grenades.

La balle. — A la balle revient incontestablement la première place. C'est à elle que nous devons sans aucun doute le plus grand nombre de cas de cécité binoculaire. Nous ne nous occuperons que de celles dont nous avons pu constater les effets : la balle allemande et la balle française.

La balle allemande ou balle S du Mauser allemand se caractérise essentiellement par sa forme cylindro-ogivale, sa petite taille (elle est longue à peine de 28 millimètres), sa pointe très effilée, sa couleur blanchâtre, son petit calibre (qui est de 7 millimètres), sa légèreté. Elle ne pèse que 10 grammes. Au point de vue de sa constitution, la balle S se compose d'une âme de plomb durci, enveloppé d'une chemise d'acier doux plaqué de maillechort. Si la balle frappe directement et de plein fouet le corps humain, elle détermine une lésion nette, avec plaie d'entrée et de sortie reconnue. Si, au contraire, elle vient à heurter un obstacle, à ricocher, en raison même de son manque d'homogénéité, elle se disloque, sa gaine se brise, ses éclats forment autant de nouveaux projectiles dont le nombre fait la gravité. Ajoutons que cette dislocation peut se produire dans l'intérieur même des tissus, au contact d'un os, par exemple. Notons que les métaux qui entrent dans la constitution de la balle S sont magnétiques, ses éclats pourront donc être attirés et fixés par l'électro-aimant. La balle allemande agit, en somme, soit par sa totalité, soit par ses éclats.

A cet égard, elle se rapproche de l'ancienne balle française ou balle M, aujourd'hui abandonnée. La balle M est aussi constituée d'un noyau de plomb dur recouvert d'une chemise de laiton et d'acier.

La balle D, au contraire, est homogène ; c'est un lingot de laiton. Quand on la compare à la balle allemande, on est frappé de sa couleur rouge foncé, de sa taille, 39 millimètres de long ; de son poids, qui est de 15 grammes ; de sa forme, qui est biogivale. L'ogive antérieure se termine en pointe très effilée ; l'ogive postérieure est, au contraire, tronquée. En raison même de son homogénéité, les déformations que subit la balle D dans ses ricochets sont moins fréquentes et moins accusées. Le plus souvent elles se réduisent en « rebroussements » de la pointe. Il est bien rare que le corps ou la base s'aplatisse ou s'incurve. La déformation se produit toujours contre les objets extérieurs, jamais au contact des os. Nous verrons plus loin l'importance de la notion des déformations.

Citons encore la balle de mitrailleuse, en tous points conforme à la balle de fusil, déterminant les mêmes blessures.

Nous étudierons maintenant, à un point de vue tout à fait général, la nature des lésions déterminées par les balles. Leur action est extrêmement diverse, tantôt destructive, tantôt conservatrice dans une certaine mesure. Il est impossible de fournir à ce sujet des règles générales. Tout au plus nous bornerons-nous à signaler des facteurs de gravité ou, au contraire, de bénignité relative.

Les balles S et D, en raison de leur petit calibre (7 et 8 millimètres), de la terminaison en pointe effilée de leur ogive, sont généralement considérées comme moins meurtrières que les autres. A une époque où l'on n'avait qu'une faible idée de la guerre, on a pu, dans cet ordre d'idées, parler à leur propos de balle humanitaire. La vision d'un champ de bataille a depuis longtemps fait justice auprès de nous de ces conceptions.

Signalons encore, comme élément favorable, la grande distance : au delà de 500 mètres, la balle perfore, déterminant dans la profondeur des tissus des trajets réguliers. Cette action s'accentue au delà de 2.000 mètres, les dégâts sont alors minimes.

Ajoutons la moindre vitesse ; à mesure que s'accroît la distance, la vitesse de la balle diminue, sa force vive baisse, puisqu'elle est égale à $1/2$ de MV^2.

Les conditions les meilleures seront réalisées quand la balle arrivera directement et de plein fouet, ayant conservé dans sa trajectoire l'orientation que lui aura donné l'âme du canon.

La réalisation de quelques-unes de ces conditions assure en général des blessures nettes, sans trop gros dégâts. La balle ponctionne les tissus sans les faire éclater. Au niveau de l'œil, la balle déterminera une simple perforation. Nous verrons tout à l'heure que l'orbite peut être frappée beaucoup plus gravement.

Les facteurs de gravité d'une blessure sont la grandeur de la vitesse de la balle qui les occasionne, la faiblesse de la distance à laquelle elle est tirée. Une balle, tirée de près, à moins de 5oo mètres, présente une vitesse presque égale à sa vitesse initiale. A cette distance, elle provoque des effets explosifs. Au niveau de l'orbite, nous la verrons déterminer l'explosion des globes oculaires, telle qu'une énucléation traumatique en résulte.

Ajoutons, comme nouvel élément de gravité, les mouvements de bascule de la balle, particulièrement fréquents pour les balles S et D. Ces mouvements « oscillatoires et déviateurs », en vertu desquels la balle pivote sur son axe, se retourne et se présente soit par le travers, soit par le culot, se produisent quand la balle rencontre un faible obstacle dans son parcours ou même en atteignant le corps dans l'épaisseur des tissus.

La balle retournée provoque des plaies particulièrement larges.

Les obus. — Les obus ont à leur actif un nombre important de cécités. A dessein, nous ne nous occuperons que de l'obus tiré par le canon de campagne léger ou demi-lourd, puisqu'il est destiné uniquement aux combattants ; le gros obus se trouvant, au contraire, lancé sur les obstacles et les ouvrages de défense. L'obus est essentiellement formé d'un corps métallique parfois en fonte, mais le plus souvent en acier, renforcé à son extrémité antérieure formant l'ogive, renforcé également à sa base formant le culot. Sur l'ogive est vissée la fusée. La fusée peut être fusante ; dans ce cas, elle éclate en l'air, à la hauteur et à la distance pour laquelle elle a été débouchée. Elle peut être encore percutante : l'obus explose au contact d'un point résistant.

Nous avons en France l'obus de 75, l'obus de 105, l'obus de 155 court. Les Allemands ont le 77 et surtout le 105.

Les obus qui nous intéressent le plus sont les obus à balles et les obus explosifs.

Les obus à balles ont été très employés au début de la campagne, dans la proportion générale de 3 à 1.

On tend maintenant à en réduire le nombre.

Leur constitution est celle de l'obus ordinaire ; un corps à paroi mince, une ogive massive, un culot épais ; à l'intérieur, une charge de poudre mélangée à des balles rondes, au nombre de 290 dans l'obus de 75 ; le 77 allemand en contient 300. L'obus de 105 allemand en renferme 500.

L'obus à balle éclate toujours en l'air.

L'obus explosif, tiré au début de la campagne dans la proportion de 1 à 3, a vu s'accroître son importance. Nos artilleurs ne tirent plus guère qu'à obus explosifs. Le corps de l'obus est en acier. Il renferme une forte charge de mélinite, environ 800 grammes pour le 75, 750 grammes pour le 77. Nous trouvons là l'explication des effets destructeurs de l'obus français.

Le 77 allemand est infiniment moins nocif.

L'obus explosif éclate généralement au ras du sol.

Les Allemands possèdent un troisième type d'obus, intermédiaire entre les deux précédents : explosif par sa partie antérieure, la partie ogivale ; shrapnell par sa partie postérieure. Une fusée percutante assure l'explosion de la partie antérieure, une fusée fusante permet la déflagration de la charge arrière.

L'obus est à double effet.

Nous ne nous étonnerons donc pas de trouver chez un même blessé des balles et des éclats d'acier.

L'obus agit à la fois par son explosion propre, par ses éclats et par ses balles. Nous aurons à étudier plus tard dans quelle mesure le son affecte la vue. Pour l'instant, nous nous occuperons des éclats et des balles d'obus et des blessures qu'ils provoquent.

L'éclat d'obus actuel, généralement en acier, provenant de l'obus explosif et percutant, est généralement petit. Il a une forme allongée, lamelleuse, striée, tranchante en biseau, atteignant à peine 1 centimètre ou 1 centimètre et demi. Certains éclats sont beaucoup plus petits. Nous ne tenons presque aucun compte des gros éclats, fournis par le culot, l'ogive et la fusée, qui ont une action infiniment moins marquée en raison de leur petit nombre.

Les premiers ont pour caractère essentiel de produire des blessures multiples, mais en général peu profondes, de forme étalée et irrégulière. Ajoutons pour l'obus percutant une influence particulière : l'obus éclatant à terre, ses éclats sont souillés et tendent à infecter les bessures qu'ils déterminent.

La balle d'obus est ronde, de 10 à 15 millimètres de diamètre. Elle détermine des plaies arrondies et larges en cul-de-sac, avec perforation incomplète, souvent compliquées de la présence de corps étrangers et vouées à la suppuration. Parfois elle ne produit qu'une simple contusion. L'obus à balles, en raison du nombre relativement restreint de projectiles qu il met en liberté, paraît bien moins dangereux pour l'appareil visuel. Dans les trente observations relevées, une seule se rapporte à une balle de shrapnell ayant déterminé la cécité. L'obus explosif, au contraire, est la cause de presque toutes les cécités par éclat d'obus et la raison en est dans l'infinité des fragments qu'il fournit.

Les bombes et les grenades. — Ce qui caractérise l'action de l'obus, c'est qu'elle s'étend à une certaine distance. Elle diffère ainsi de l'action de la bombe qui est toute locale. La bombe exerce de gros ravages à l'endroit précis où elle tombe. A quelques mètres, la violence de ses éclats est épuisée et l'action explosive de ses gaz ne se fait plus sentir. Cette notion se vérifie pour toutes les bombes à quelque modèle qu'elles appartiennent. Les Français utilisent surtout la bombe Célerier et la bombe à ailettes. La bombe à ailettes, la plus intéressante, revêt les apparences extérieures d'un obus ; elle est munie d'une fusée percutante. Sa base supporte une tige sur laquelle sont adaptées des ailettes destinées à en régulariser la chute. Elle pèse 5o kilogrammes.

La torpille aérienne allemande est plus volumineuse et de poids supérieur. Elle ne porte pas d'ailettes. Une notion de la faiblesse de son action à distance nous sera fournie par ce fait que les hommes qui la voient venir et qui ont le temps de se garer à quelques mètres s'estiment absolument à l'abri de ses effets.

A l'action explosive de ses gaz qui bouleverse les

ouvrages de défense et en particulier les tranchées, à la puissance de ses éclats nous joindrons, pour être complet, l'action caustique. La bombe brûle en même temps qu'elle blesse.

L'action caustique se retrouve à un plus haut point dans la grenade. Nous dirons même qu'elle brûle autant qu'elle blesse. Elle est aussi le fruit de la guerre de tranchées, soit qu'il s'agisse d'user un ennemi placé à petite distance, soit qu'il s'agisse d'appuyer un mouvement offensif.

L'adversaire se ruant à l'assaut de la tranchée ennemie cherche à l'écraser sous une pluie de grenades au fur et à mesure qu'il se rapproche et, suivant l'expression, à l'aveugler. La grenade est essentiellement constituée par une sphère métallique quadrillée à sa surface, chargée d'explosifs, et pouvant contenir des projectiles de toutes formes et de tous poids.

Le système de percussion est mis en jeu par le débouchage de la grenade qui précède immédiatement sa projection. La grenade à main est meurtrière, parce que, lancée généralement à très courte distance, elle manque rarement son but ; meurtrière pour les yeux en particulier en raison de l'exposition de l'appareil visuel, qui est le moins protégé de tous, exposition qui tient à la nécessité pour le soldat de surveiller les mouvements de l'adversaire.

Par l'action de leurs éclats aussi bien que par leur action caustique, les bombes, torpilles et grenades, désignées en commun sous le nom générique de crapouillots, produisent un ensemble de plaies pouvant se ramener à deux types cliniques.

Dans le premier type rentrent les gros délabrements ou l'amputation plus ou moins complète d'un membre.

Dans le deuxième type rentrent les blessures présentant les caractères suivants : ce sont des régions entières criblées d'éclats de mitraille, en général assez peu pénétrants, où sont incrustés à la fois les grains de poudre ayant subi une combustion incomplète et les débris vestimentaires entraînés. La région est en quelque sorte truffée par ces lésions. C'est ce type qui nous intéresse. C'est avec ce masque facial que se présentent quotidiennement nos grands blessés des yeux.

Balles, obus, bombes, grenades, tels sont les projectiles qui provoquent la cécité de guerre. Nous croyons qu'il convient d'en citer un cinquième : le corps étranger projectile. Qu'un éclat d'obus, de bombe, une balle animée encore d'une certaine force vive, vienne frapper une pierre, une pièce de bois, elle tend à la fragmenter. Les débris héritant de la force vive transmise se transforment à leur tour en projectiles susceptibles de léser le corps humain. Au niveau de l'appareil visuel en particulier, ils pourront déterminer des désordres d'autant plus graves qu'ils défieront certains de nos moyens d'investigation et en particulier l'examen radiographique.

LES LÉSIONS DANS LA CÉCITÉ DE GUERRE
IMPORTANCE. MÉCANISME. NATURE

Nous aurions voulu déterminer l'importance générale des cécités de guerre. Tout porte à croire que leur nombre est déjà élevé ; mais les difficultés rencontrées ne nous ont pas permis de fournir un résultat que nous aurions voulu définitif. Nous nous sommes limité à l'examen de *trente observations* recueillies au Centre ophtalmologique de la XIVe Région, placé sous la direction du professeur Rollet, médecin chef. Sur elles nous avons fondé l'étude des lésions au point de vue de leur importance particulière, de leur nature et de leur mécanisme.

IMPORTANCE DES LÉSIONS

Notre statistique nous a permis de fixer ainsi qu'il suit l'importance des diverses lésions :

La cécité par balle s'est révélée dans 55 pour 100 des cas ;

La cécité par obus dans 33 pour 100 ;

La cécité par crapouillots (bombes et grenades) dans 12 pour 100.

Les balles. — L'importance des blessures par balles déterminant exactement 16 cas de cécité sur 3o observés paraît tenir surtout à deux causes.

La principale est sans doute la grande force de pénétration du projectile, s'expliquant par la vitesse énorme qui l'anime.

Au contraire, la balle de revolver de la pratique civile, animée d'une vitesse bien inférieure, dans certains cas lèse à peine le temporal, tend à s'arrêter sur l'orbite droit, soit au niveau de sa paroi interne, soit au niveau de sa paroi externe. Rares sont les cas où la balle va léser l'orbite gauche.

D'autre part, les balles ont atteint l'appareil visuel, surtout pendant la guerre de mouvement. De fait, les aveugles qui lui doivent leur infirmité ont été blessés le plus grand nombre dans les premiers mois de la guerre.

Il semble que leur chiffre diminue au fur et à mesure que la guerre de tranchées se généralise.

Cependant, dans cette nouvelle guerre, la balle aura encore à son actif un certain nombre de cécités, qu'elle déterminera par ses éclats, ou les corps étrangers qu'elle heurtera. L'existence des parapets des tranchées, la présence de créneaux, sur lesquels viennent buter et se fragmenter les balles, explique le mécanisme de leur production. Il semble que les éclats de balle ou les corps étrangers soulevés par elle atteignent surtout l'œil du guetteur. Le nombre de cécités qu'il détermine est important : il s'élève à 5 cas sur 16 de blessures par balle.

Les obus produisent environ un tiers des cécités (10 cas sur 30 dans les observations rapportées). Il est à présumer qu'on verra leur importance rester stationnaire, ou même augmenter sous l'influence du renforcement de l'artillerie.

Les grenades et les bombes n'ont déterminé encore qu'un petit nombre de cécités (4 sur 3o).

Il semble bien que ce chiffre soit appelé à s'accroître dans de fortes proportions au cours de la guerre de tranchées.

MÉCANISME ET NATURE DES LÉSIONS

Ils nous seront fournis par l'étude directe des observations.

Nous aurons à envisager successivement les lésions déterminées par les balles, les obus, les crapouillots.

A. La cécité et la balle. — La balle peut léser l'appareil visuel suivant des modalités diverses. Nous étudierons l'action de la balle entière, l'action de ses fragments, celle des corps étrangers qui se joignent à elle, ou même la suppléent dans la production des cécités.

a) La BALLE ENTIÈRE. — Elle peut produire deux sortes de lésions :

Des lésions directes, intéressant les globes oculaires eux-mêmes.

Des lésions indirectes, intéressant les voies nerveuses optiques.

1o *Lésions directes.* — La balle frappant les globes oculaires est susceptible de déterminer une *double perforation*, avec éclatement du globe, comme en témoignent les observations qui suivent :

Observation I

(Centre ophtalmologique de la XIVᵉ Région).

*Blessure par balle ayant entraîné une double perforation
oculaire, cécité.*

R..., Fernand, soldat du 97ᵉ régiment d'infanterie, né en 1889,
à Grenoble (Isère).

Blessé le 3 octobre à Arras.

Blessure par balle tirée de près et transversalement, lésant en
séton les deux orbites.

La balle, peut-être celle d'un camarade, dit le blessé, a pénétré
au niveau du globe gauche, intéressé la racine du nez, fracturé
le plancher de l'orbite droit, pour ressortir à 1 cm. 5 au-dessous
de l'angle externe.

L'œil gauche n'est plus qu'un moignon ; la paupière inférieure
a disparu.

L'œil droit est aussi réduit à l'état de moignon.

Cécité complète. Le blessé se plaint d'une céphalée fréquente.
Le blessé a été dirigé sur l'hôpital 19.

Observation II

(Centre ophtalmologique de la XIVᵉ Région).

Cécité par balle ayant entraîné une double perforation.

B..., Joseph, soldat du 99ᵉ régiment d'infanterie, né à Lucenay
(Rhône).

Blessé le 20 août au col de Salles.

Blessure par balle de revolver tirée de très près, lésant en
séton les deux orbites.

La balle a fracturé le malaire droit, frappé le globe oculaire
droit au niveau de son angle externe, intéressé les fosses nasales,
fait éclater le globe gauche, lésé le malaire gauche au niveau de
l'angle externe de l'œil.

Les deux globes sont très atrophiés. Cécité absolue. Le blessé
a été dirigé sur l'hôpital 19.

Observation III

(Centre ophtalmologique de la XIVe Région).

Cécité par balle ayant entraîné une double perforation.

P..., Georges, caporal au 146e régiment d'infanterie, né à Don-germin, près Toul (Meurthe-et-Moselle).

Blessé le 22 août près de Morhange.

Blessure par balle transversale ayant intéressé les deux orbites. Cécité absolue.

La balle, tirée à courte distance, a pénétré dans la région tem-porale gauche, à la hauteur de l'angle externe de l'œil, fracturant les parois interne et externe de l'orbite gauche, intéressant les fosses nasales, fracturant le plancher orbitaire droit, sortie dans la région sous-orbitaire droite.

Le blessé, fait prisonnier, a été soigné en Bavière par des pan-sements multiples sans opération. Pendant trois mois, il a constaté une diminution très forte du sens de l'odorat.

Actuellement, on constate l'atrophie de deux globes oculaires, réduits à de petits moignons. Cécité complète.

Le blessé a été évacué sur l'hôpital 8 *bis* (Dr Masson).

Observation IV

(Centre ophtalmologique de la XIVe Région).

Cécité par balle ayant entraîné une double perforation.

V..., Claude, soldat au 21e régiment d'infanterie, né en 1890, à Villegovin (Saône-et-Loire).

Blessé le 28 août au col de la Chipotte.

Blessure par balle tirée transversalement et de bas en haut, ayant pénétré au niveau de l'arcade zygomatique, étant ressortie au niveau du frontal gauche.

Le blessé se trouvait sur un flanc de coteau quand il a été atteint par une balle venant d'en bas et de sa droite, tirée à 40 mètres. La balle a fracturé l'arcade zygomatique à sa partie la plus antérieure, fracturé le bord supérieur du maxillaire supérieur, intéressé l'orbite droit, les fosses nasales, fracturé la voûte frontale de l'orbite gauche.

La bosse frontale gauche a complètement disparu et se trouve remplacée par une dépression linéaire très profonde, dirigée obliquement en haut et à gauche.

L'œil droit est atrophié. L'œil gauche a été énucléé par un médecin militaire allemand pour cause de suppuration. Le blessé a été délivré à la mi-septembre par les Français. Il se plaint d'une céphalée constante. Cécité complète.

Le blessé a été évacué sur l'hôpital 8 *bis*.

OBSERVATION V

(Centre ophtalmologique de la XIVᵉ Région).

Cécité par balle ayant entraîné une double perforation.

D..., Gratien, soldat au 161ᵉ régiment d'infanterie.
Blessé le 22 août 1914 à Apincourt (Meurthe-et-Moselle).
Balle tirée transversalement suivant un trajet biorbitaire.

La balle a pénétré au niveau du globe oculaire gauche, traversé la racine du nez, fracturé le plancher orbitaire droit. Elle est ressortie à 2 centimètres au-dessous de l'angle externe de l'œil droit. L'œil gauche a été énucléé en Allemagne par des médecins français, prisonniers, le 28 août. L'œil droit est atrophié.

Le blessé a été évacué sur l'hôpital 8 *bis*.

OBSERVATION V *bis*

(Centre ophtalmologique de la XIVᵉ Région).

Cécité par balle ayant déterminé une double perforation
des globes.

D..., Paul, soldat au 210ᵉ régiment d'infanterie.
Blessé le 24 avril 1915 au bois d'Ailly, par une balle ayant lésé en séton les deux orbites et intéressé les fosses nasales.

A été soigné à l'hôpital de Commercy, où il fut énucléé de l'œil gauche, évacué ensuite sur Chambéry et l'hôpital Desgenettes, à Lyon.

A l'examen : O. G. énucléé.

O. D. Chémosis, hémorragie du vitré, décollement rétinien probable. V. = Q.

Dans sa traversée des orbites, la balle peut encore produire une *double énucléation*, une expulsion totale des deux globes.

OBSERVATION VI

(Centre ophtalmologique de la XIV⁰ Région).

Cécité par balle ayant entraîné une double énucléation.

G..., Prosper, soldat au 53⁰ régiment d'infanterie, né à Revel (Aube).

Blessé le 19 août à Cutet (Lorraine).

Blessure par balle tirée transversalement ayant énucléé les deux globes et lésé la racine du nez.

Le blessé raconte qu'au cours d'un assaut, il a été atteint par une balle arrivant de sa gauche, tirée à 200 mètres environ. La balle, lésant le rebord inférieur de l'orbite gauche, a traversé les os du nez, dans un trajet exactement transversal, et est ressortie par l'orbite droit sans toucher les parois orbitaires. Actuellement, on constate un ectropion des paupières inférieures des deux yeux témoignant de leur atteinte. Les deux globes oculaires ont été énucléés sous l'action de la balle. Il ne persiste que des moignons.

A noter la perte complète de l'odorat, qui persiste entière.

Le blessé a été pansé et soigné en Allemagne, d'où il est rentré le 4 mars.

15 avril. — Opération de l'ectropion des paupières inférieures : résultat peu satisfaisant. Le blessé a été évacué sur l'hôpital 8 *bis* (Dr Masson).

OBSERVATION VII

(Centre ophtalmologique de la XIV· Région).

Cécité par balle ayant entraîné une double énucléation.

P..., Lucien, soldat au 30° régiment d'infanterie.

Blessé à Erleville (Somme) le 25 septembre.

La balle, tirée transversalement à une centaine de mètres, de droite à gauche, a lésé le malaire droit à 1 centimètre au-dessous de l'angle externe de l'œil, a fracturé le plancher de l'orbite droite à sa partie la plus antérieure, fracturé les os du nez, ainsi que le plancher de l'orbite gauche.

Actuellement, on constate une large perte de substance au niveau de la paupière inférieure gauche. Les globes oculaires ont totalement disparu; il y a eu énucléation par balle à peu près complète. A gauche, il persiste un tout petit moignon.

Le blessé accuse la perte complète de l'odorat. Il a été évacué sur l'hôpital 8 *bis*.

La balle peut aussi agir à distance sur le globe sans intéresser directement l'orbite. Elle le *contusionne*, comme c'est le cas dans l'observation VIII.

OBSERVATION VIII

(Centre ophtalmologique de la XIV° Région).

Cécité par balle ayant perforé un globe et contusionné l'autre.

C..., Louis, soldat au 158° régiment d'infanterie, né en 1892 à Bonnétable (Sarthe).

Blessé le 1er mai 1915 au Bois-le-Prêtre.

Blessure par balle ayant contusionné l'œil droit et atteint directement l'œil gauche.

La balle a pénétré à la partie inférieure de la région malaire droite, intéressant le maxillaire supérieur, les fosses nasales;

elle est ressortie par l'orbite gauche au niveau de l'angle interne, en lésant sa paupière inférieure.

Le blessé a été pansé sur place, puis à Pont-à-Mousson, Toul.

Rentré à l'Hôtel-Dieu de Lyon le 17 mai 1915.

L'œil gauche, qui avait été atteint directement par le projectile, a été énucléé secondairement.

L'œil droit, contusionné, présente à l'examen ophtalmoscopique une hémorragie du vitré.

Cécité complète. Œil d'apparence normale. Blessé évacué sur l'hôpital 8 *bis*.

2° *Lésions indirectes* de la balle entière. — Ces actions indirectes s'exercent sur les voies nerveuses optiques. La lésion peut porter en des points divers. Elle peut intéresser le nerf optique : c'est le cas général. Si le coup de feu porte en arrière, la balle vient frapper le splénoïde, au niveau de la selle turcique en particulier ; il s'ensuit une lésion du chiasma. Il peut s'agir d'une blessure directe du chiasma, de sa compression par des esquilles osseuses ou aussi par un anévrisme.

La balle peut encore déterminer la cécité par une lésion des deux centres visuels du lobe occipital ou des voies optiques. La destruction d'un seul centre provoquerait l'hémianopsie.

Nous rapportons deux observations de cécité par lésion des voies nerveuses. Dans la première, il s'agit d'une section du nerf optique.

Dans la deuxième, le processus de cécité est dû à une lésion des centres eux-mêmes, s'accompagnant de phénomènes de compression cérébrale, comme s'il y avait une tumeur cérébrale surajoutée.

Observation IX

(Centre ophtalmologique de la XIV⁰ Région).

*Cécité par lésion du nerf optique d'un œil,
et contusion probable du globe opposé.*

D..., Léon, soldat au 157ᵉ régiment d'infanterie, né le 30 décembre 1892 à Baroménil (Seine-Inférieure).

Blessé le 22 août à Dannemarie.

La balle, dirigée transversalement de droite à gauche, tirée à 100 mètres, a pénétré à 2 cm. 5 au-dessous de l'angle externe de l'œil droit, a fracturé le plancher de l'orbite droite, a lésé les os du nez, fracturé le plancher de l'orbite gauche et le malaire gauche, remontant à 1 centimètre en arrière de l'angle externe de l'œil gauche.

L'examen ophtalmoscopique, pratiqué à Desgenettes, révèle :

O. D. Atrophie papillaire. Chorio-rétinite. V. $= 1/100$.

O. G. Atrophie. V. $= Q$.

Soigné en Allemagne. Evacué en France, en mars.

Observation X

(Centre ophtalmologique XIV⁰ Région).

Cécité par balle ayant intéressé les centres visuels.

L..., Jean, soldat au 83ᵉ régiment d'infanterie, né à Puitz-de-Touges (Haute-Garonne).

Blessé à Sedan le 27 août par une balle.

Blessure ayant pénétré dans le pariétal gauche, sortie à 5 centimètres au-dessus, au sommet du vertex.

Hémiplégie droite. Légère confusion mentale. Double œdème papillaire. Cécité.

Prisonnier de guerre évacué d'Allemagne comme mutilé le 13 mars.

Le blessé raconte qu'il a été touché le 27 août au matin, vers les 6 heures. Il a perdu connaissance et est tombé. L'après-midi il est revenu à lui, quand les Allemands le relevaient. il a remarqué que ni sa jambe, ni son bras droits ne lui obéis-

saient. Il ne les sentait plus. La moitié de son visage refu-
sait d'accomplir le moindre mouvement. Le blessé était très
gêné pour causer. Il parvenait avec peine à se faire comprendre.
Sa gêne augmenta très rapidement. Le lendemain, il ne pouvait
remuer ni sa jambe, ni son bras droits. Il ne parlait plus. Il avait
un brouillard devant les yeux, plus intense à droite. Mais, somme
toute, la vue était encore bonne.

Au bout de deux mois, le blessé commença à mouvoir d'abord
sa jambe, puis son bras. Quinze jours après, il marcha avec des
difficultés; il put mouvoir son bras, ce qui détermina son envoi,
prématuré à son avis, dans un camp de prisonniers.

Le brouillard persistait devant ses yeux, mais sans augmentation.

Vers la mi-décembre, le blessé se plaignit de la tête. Il sentit
ses jambes fléchir à nouveau. Les vomissements le prirent; ces
vomissements survenaient à tout moment dans la journée ; généralement ils s'accompagnaient d'efforts. Ils étaient soit alimen-
taires, soit bilieux.

La vue persistait au même degré. Devant ces symptômes, les
médecins allemands lui proposèrent une intervention qu'il
accepta. Le blessé fut trépané le 18 juillet à Cologne.

Les suites opératoires paraissent avoir été normales.

Au bout de trois semaines, le blessé se leva, ne trouvant guère
d'amélioration dans sa jambe ou son bras droit. Les vomissements persistent ainsi que la céphalée. Le brouillard s'épaissit
devant ses yeux, surtout à droite.

Sur ces entrefaites, le 13 mars, le blessé partit pour la France.
Il entra, à Lyon, à Ozanam. Ses yeux se troublèrent de plus en
plus. Le blessé distinguait avec peine les objets, surtout de l'œil
droit. Vers la mi-avril cet état s'exagéra.

Un examen ophtalmoscopique, pratiqué le 4 mai à Desgenettes,
montra l'existence d'une hémorragie rétinienne régressive bila-
térale.

Le 5 juin, un deuxième examen montra un double œdème
papillaire.

Actuellement, le blessé marche avec beaucoup de difficultés.
Le membre inférieur droit est sans force, très atrophié. Le
malade s'y appuie un peu dessus tout de même. Le bras droit est
aussi atrophié, sa force diminuée. Le blessé est dans l'impossi-

bilité d'assurer des mouvements vigoureux de préhension de ses doigts.

On constate, en outre, un certain degré d'asymétrie faciale.

A la partie supérieure du temporal gauche, sur une longueur de 5 centimètres environ, on constate l'existence d'une cicatrice linéaire oblique, en haut et en avant, aboutissant au sommet du vertex, résultant à la fois de la blessure originelle et de la blessure déterminée par la trépanation. A ce niveau, on voit les battements de la dure-mère se transmettre au cuir chevelu et aux cheveux qui le surmontent.

Au point de vue fonctionnel, le malade va bien. Plus de céphalée. Il ne vomit pas. Il est d'une façon générale confus dans ses explications.

La cécité est absolue.

Le blessé est envoyé dans le Service du Dr Collet, à la Charité.

b) Les Eclats de balle. — Ils produisent généralement des perforations des globes, comme en témoignent les observations XI, XII, XIII.

Observation XI

(Centre ophtalmologique de la XIVe Région).

*Cécité par éclats de balle ayant déterminé
une perforation double.*

B..., Jules, soldat au 22e chasseurs alpins, né à Mas-de-Tence (Haute-Loire).

Blessé le 3 septembre 1914 au col des Journaux.

Blessure par fragment de balle.

L'œil droit a été atteint au niveau de son angle externe par un fragment de balle et perforé.

L'œil gauche ne présente pas de lésion apparente. Sa vision a baissé progressivement pour disparaître au bout de quatre mois.

L'odorat a disparu pendant environ quinze jours après la blessure.

D'autres éclats de la même balle ont atteint la lèvre, la joue, le cou. Il semble qu'on puisse leur rapporter certains troubles de la sensibilité faciale accusés par le blessé.

Le blessé a été pensé à Gérardmer huit heures après. Evacué sur l'hôpital Desgenettes. Envoyé le 1er décembre à Saint-Pothin. Rentré enfin à la Clinique Dor, à la Croix-Rousse, à la mi-février, où on l'énucléa de l'œil droit.

O. D. Enucléé secondairement.

O. G. A l'examen, grosse lésion chorio-rétinienne expliquant la cécité.

Blessé évacué sur l'hôpital 8 *bis*.

OBSERVATION XII

(Centre ophtalmologique de la XIVe Région).

*Cécité par éclats de balle ayant déterminé
une double perforation.*

T..., sergent au 34e régiment d'infanterie.

Blessure par éclats de balle.

La balle a heurté le créneau métallique derrière lequel se tenait le blessé. Le blessé reçut les éclats dans les yeux.

Il fut évacué sur l'hôpital des Sourds de Bussenq, puis à Grenoble, enfin à Desgenettes le 23 avril.

L'œil gauche a dû être énucléé pour ophtalmie.

L'œil droit présente à l'examen une hémorragie du vitré et un corps étranger flottant dans le vitré.

Cécité.

Blessé évacué sur l'hôpital 8 *bis*.

OBSERVATION XIII

(Centre ophtalmologique de la XIVe Région).

*Cécité par éclats de balle ayant déterminé
une double perforation.*

M..., Marcel, soldat au 149e régiment d'infanterie, né en septembre 1892 à Bourges (Cher).

Blessé le 21 août 1914 à Arlreschviller (Lorraine).

Blessure par éclats de balle.

La balle allemande s'est fragmentée en heurtant la culasse mobile de son fusil. Les deux globes ont été perforés. Il ne persiste que deux petits moignons.

L'angle externe de l'œil gauche présente la cicatrice d'une plaie par éclat de balle, ne paraissant pas s'être accompagnée de fracture du malaire.

Le blessé a été fait prisonnier; il arrive de Constance.

Cécité complète.

Blessé évacué sur l'hôpital 8 *bis.*

c) Les Corps étrangers, soulevés par la violence des balles qui les heurtent, sont encore susceptibles de déterminer des perforations oculaires ou des contusions, ces deux sortes de lésions pouvant se combiner. Ces corps étrangers sont habituellement des éclats de pierre; ils pourront s'associer aux éclats de la balle elle-même, à des éclats de bois, etc.

Les observations XIV et XV rapportent une double perforation oculaire.

L'observation XVI contient la perforation d'un œil et la contusion de l'autre.

Observation XIV

(Centre ophtalmologique de la XIVᵉ Région).

Double perforation par éclats de balle. Cécité.

Th..., Léon, sergent au 160ᵉ régiment d'infanterie.

Blessé le 18 novembre à Ypres.

Blessure des deux globes oculaires par éclats de balle. Cécité. Atrophie.

Le blessé a reçu une balle ayant ricoché sur le parapet de la tranchée. Le noyau principal de la balle a frappé la bosse frontale gauche, déterminant une plaie en séton orientée de dedans en dehors et d'avant en arrière, lésant le frontal, dont des esquilles ont été retirées en avril.

Des éclats de la même balle ont atteint les deux globes directement.

Cécité absolue. Atrophie très marquée. Les yeux sont réduits à des moignons.

Blessé évacué sur l'hôpital 19.

OBSERVATION XV

(Centre ophtalmologique de la XIVᵉ Région).

*Cécité par perforation due à des éclats de balle
et à des corps étrangers.*

M..., François, soldat au 13ᵉ régiment d'infanterie, né à Monestier (Allier).

Blessé le 1ᵉʳ mars au bois d'Ailly.

Blessure directe par éclats de balle aux deux yeux avec corps étrangers.

Premier pansement au poste de secours à Marlotte (Meuse).

Pansements suivants à Commercy, à Sorcy, Neufchâteau, Desgenettes (à Lyon).

Entré à l'Hôtel-Dieu le 26 avril 1915.

O. G. Perforation, irido-cyclite, atrophie.

O. D. Perforation, irido-cyclite, cataracte. Après extraction de masses cristalliniennes, le blessé perçoit la lumière.

OBSERVATION XVI

(Centre ophtalmologique de la XIVᵉ Région).

*Cécité par perforation double due à des éclats de balle
et à des corps étrangers.*

L..., Ernest, soldat au 356ᵉ régiment d'infanterie.

Blessé le 28 mars 1915 au Bois-le-Prêtre, par fragments de balle et corps étrangers.

Premier pansement au poste de secours, les autres à Toul, à l'Hôtel-Dieu de Lyon.

O. G. Perforation. Perte de substance à la paupière inférieure.

O. D. Cataracte traumatique. Hémorragie du vitré. V. = o.

De l'ensemble de ces observations, quelques idées générales sur le mécanisme de la balle frappant l'appareil visuel et les lésions qu'elle engendre semblent se dégager.

La balle suit, dans la généralité des cas, une direction transversale parallèle au plan frontal.

Un cas typique nous en est fourni par l'observation II.

La balle pénètre au niveau du malaire droit et ressort au niveau du malaire gauche, lésant en séton les deux orbites, intéressant les fosses nasales.

Le trajet de la balle transversale suit parfois l'horizontale, souvent il forme avec elle un angle léger. Dans l'observation III par exemple la balle a pénétré à la hauteur de l'angle externe de l'œil gauche pour ressortir au niveau de la région sous-orbitaire droite.

Dans quelques cas seulement, la direction de la balle est légèrement oblique par rapport au plan frontal.

Dans l'observation VIII notamment la balle avait pénétré au niveau de la région malaire droite et se trouvait ressortie au niveau de l'angle interne de l'orbite gauche.

En somme, le trajet de la balle déterminant la cécité est en général transversal et forme avec l'horizontale un léger degré.

On peut noter aussi que les régions de l'orbite le plus fréquemment intéressées par la balle sont le rebord antérieur du plancher orbitaire et le bord externe de sa base formée par l'os malaire. En cela les plaies de nos aveugles diffèrent des blessures déterminées par le revolver de la pratique civile, observées en particulier dans le suicide et les tentatives de meurtre, qui tendent à s'écarter de la base de l'orbite pour se localiser dans la région temporale. Le frontal, en retour, est rarement lésé.

Les lésions déterminées par le passage de la balle intéressant les globes oculaires peuvent se ramener à trois. Dans les cas les plus favorables, la balle détermine une simple contusion de l'œil. Les causes pathogéniques varient avec les cas. Tantôt la contusion est due au trajet de la balle rasant tangentiellement le globe et le projetant contre une paroi de l'orbite, tantôt la contusion est l'effet de l'augmentation de la pression intraorbitaire déterminée par le passage du projectile. A plus grande distance, l'action de la balle se fait encore sentir. L'irradiation d'une fracture en particulier paraît être susceptible de déterminer la contusion d'un globe. Il en est ainsi pour les fissures irradiées de la base du crâne ou du sommet cranien se propageant à la paroi orbitaire supérieure, ainsi encore pour les fractures de la paroi orbitaire inférieure accompagnant celles des os de la joue.

Dans ces cas, nous retrouvons tout naturellement les atrophies optiques par compression dans le canal optique. Ceci était bien connu avant la guerre.

La propagation simple de l'ébranlement osseux sans fracture pourrait aussi contusionner le globe.

Les lésions oculaires le plus fréquemment observées relevant de la contusion légère sont : l'hémorragie du vitré, le décollement rétinien, la cataracte traumatique, la luxation du cristallin.

La contusion peut être beaucoup plus violente. Elle

s'accompagne alors d'une rupture de l'œil. L'œil éclate, il se vide de ses milieux liquides ; il est désorganisé.

La contusion exprime l'action indirecte, et parfois l'action à distance de la balle sur le globe oculaire. Quand la balle intéresse directement le globe, il s'ensuit une perforation. Les lésions qu'elle entraîne se rapprochent fort de celles qui sont dues aux contusions graves avec éclatement. L'œil est éventré ; il est mou, rempli de sang à l'examen latéral. Les observations rapportées nous ont montré que ces blessures de l'œil s'infectent facilement, et qu'il n'était pas nécessaire, pour que l'infection se produise, que le projectile restât dans la plaie ; son simple passage suffisait pour la déterminer.

La perforation par balle diffère totalement de la perforation par éclats de balle au point de vue de ses lésions :

Les éclats de balle déterminent le plus souvent une hémorragie du vitré. L'aspect extérieur de l'œil d'autre part ne subit point en général d'aussi profondes modifications.

Il en est de même des perforations par corps étrangers soulevés par les balles : le plus souvent, ils agissent en même temps que les éclats de balle. Les blessures qu'ils déterminent sont, beaucoup plus que tout autres, sujettes à l'infection, Elle peut être aiguë, c'est la panophtalmie ; elle peut être chronique, c'est l'irido-cylite ou la phtisie oculaire.

Nous avons retrouvé ces complications dans les observations rapportées.

Ajoutons encore le danger ultérieur de l'ophtalmie sympathique.

La balle frappant, dans certaines conditions, le globe oculaire, en détermine l'expulsion complète. Nous avons constaté, dans les observations VI et VII, l'énucléation totale traumatique des deux globes. Nous ne saurions nous en étonner. Nous avons vu que, à petite distance et sous l'influence de sa vitesse énorme, vitesse initiale, la balle moderne était susceptible de produire des effets explosifs. On l'a vue déterminer l'éclatement des réservoirs organiques : tels l'estomac, la vessie. Pourquoi, en augmentant la pression intra-orbitaire, ne déterminerait-elle pas l'explosion de son contenu ? L'énucléation s'expliquerait dans ce cas d'elle-même : le globe, non soutenu en avant vers la base de l'orbite, serait expulsé en bloc. La balle détermine surtout la cécité par contusion, par perforation et énucléation des globes orbitaires. Elle agit encore par lésion indirecte, soit par section du nerf optique, soit par compression des centres visuels, comme en témoignent les observations IX et X.

B. La cécité et l'obus. — Nous avons constaté l'action essentiellement complexe des balles. Cette étude nous conduit tout naturellement à l'action des obus, qui s'exerce pour la plus grande part au moyen de leurs éclats, tout comme dans le dernier chapitre des balles. Cependant l'obus agit encore, quoique rarement, par ses balles et aussi par la force de son explosion même, en déterminant la contusion grave des globes oculaires.

I. *Obus agissant par contusion.* — Nous rapportons ici deux observations de cécité, dues toutes deux
à une double contusion par explosion d'obus, la
deuxième se trouvant, en outre, compliquée de la perforation d'un globe par éclat d'obus.

Observation XVII

(Centre ophtalmologique de la XIV⁰ Région).

Double contusion par explosion d'obus. Cécité.

M..., Charles, soldat au **360**ᵉ régiment d'infanterie.
Blessé le 4 septembre à Réméréville.
Cécité par simple explosion d'obus. Cécité binoculaire.
O. D. Atrophie du globe.
O. G. Cataracte opérée en Allemagne.
Deuxième intervention à résultat optique, à peu près nul.
Blessé évacué sur l'hôpital 21.

Observation XVIII

(Centre ophtalmologique de la XIVe Région).

Contusion d'un globe par explosion d'obus.
Perforation de l'autre par éclat d'obus. Cécité.

L..., Maurice, soldat au 239ᵉ régiment d'infanterie.
Blessé le 22 août à Châtelet (Belgique).
Cécité complète par explosion rapprochée d'un obus.
O. G. Atrophié.
O. D. Luxation du cristallin, hémorragie du fond d'œil occa-
sionnée par éclat d'obus l'ayant atteint à la région temporale
droite.
Cécité complète.
Blessé évacué sur l'hôpital 21.

II. *Obus agissant par ses éclats*. — L'obus agit, dans la généralité des cas, par ses éclats, comme l'indiquent les observations suivantes :

Observation XIX

(Centre ophtalmologique de la XIV° Région).

Double perforation par éclats d'obus. Cécité.

M..., Henri, soldat au 52° régiment d'infanterie.
Blessé le 1er septembre à Saint-Remy par des éclats d'obus.
O. D. Enucléé.
O. G. Perforation et atrophie. Cécité.
Evacué sur l'hôpital 21.

Observation XX

(Centre ophtalmologique de la XIV° Région).

Double perforation par éclats d'obus. Cécité.

M..., M., soldat au 143° régiment d'infanterie.
Blessé le 20 août à Rosbach (Lorraine), par des éclats d'obus.
O. D. et O. G. Perforation et atrophie. Cécité.
Evacué sur l'hôpital 21.

Observation XXI

(Centre ophtalmologique de la XIV° Région).

Double perforation par éclats d'obus. Cécité.

F..., Claude, soldat au 275° régiment d'infanterie, né le 18 février 1875 à Vaux (Rhône).
Blessure des deux yeux par éclats d'obus, en février 1915, à Flirey (Meuse).
Il s'agit des éclats d'un obus de 77 tombé en pleine tranchée.
Premier pansement sur place. Evacué sur Desgenettes.
A l'examen : O. D. Perforation; plus tard, panophtalmie. Enucléation.
O. G. Contusion. V. = o.
Blessé évacué sur l'hôpital 8 *bis*.

Observation XXII

(Centre ophtalmologique de la XIVe Région).

Double perforation par éclats d'obus. Cécité.

D..., Louis, soldat au 283e régiment d'infanterie, né à Chis (Hautes-Pyrénées).

Blessé le 27 mars au Bois-des-Chevaliers par éclats d'obus.

Plaies multiples de la face, de la main et de la jambe droites.

O. D. Perforation. Atrésie et déformation pupillaire. Exsudat pupillaire. V. = o.

O. G. Perforation. Déchirure de l'iris. Cataracte traumatique. Œil mou, atrophié.

Blessé évacué sur l'hôpital 8 *bis.*

Observation XXIII

(Centre ophtalmologique de la XIVe Région).

Double perforation par éclats d'obus. Cécité.

M..., Henri, soldat au 52e régiment d'infanterie, né à Glandage (Drôme).

Blessé le 1er septembre à Saint-Remy (Vosges).

Le blessé a été atteint par des éclats d'obus. La face est couverte de cicatrices. La racine du nez, en particulier, a été presque sectionnée. L'œil droit a été complètement énucléé. La paupière inférieure manque presque en entier.

L'œil gauche est mou, en voie d'atrophie. Cécité absolue.

Blessé évacué sur l'hôpital 19.

Observation XXIV

(Centre ophtalmologique de la XIVe Région).

Double perforation oculaire par éclats d'obus. Cécité.

G..., Louis, soldat au 113e régiment d'infanterie.

Blessé le 29 septembre à Varennes à deux reprises, d'abord par une balle, enfin par des éclats d'obus pendant qu'on pensait sa première blessure. Ces éclats l'atteignirent aux deux yeux, provoquant la cécité immédiate et complète. Evacué sur Neuf-château, Annonay et Lyon, où il fut soigné à la Clinique Dor. Pas d'amélioration.

O. D. Décollement total de la rétine.

O. G. Perforation. Atrophie. Cécité.

III. *L'obus agissant par ses balles.* — La balle d'obus détermine rarement la cécité. Nous en avons pourtant relevé un cas. Il est intéressant, en ce qu'il rappelle tout à fait l'action de la balle transversale que nous avons étudiée au début. La balle paraît avoir déterminé une contusion des deux globes :

Observation XXIV bis

(Centre ophtalmologique de la XIVe Région).

Cécité par balle de shrapnell ayant contusionné les deux globes.

V..., Fernand, caporal au 75e régiment d'infanterie, né à Valence (Drôme).

Blessé le 3 octobre 1914 à Lihons (Somme) par une balle de shrapnell.

La balle a pénétré dans la région temporale gauche, un peu au-dessus du malaire, est venue se loger au niveau de la paroi externe et supérieure de l'orbite droit.

Pansé sur place. Evacué à l'arrière sur Rochefort. Arrivé à Lyon, à l'hôpital Desgenettes, vers la mi-avril.

L'examen révèle : O. G. Atrophie. Cécité complète.

O. D. Chute de la paupière supérieure. Paralysie du droit supérieur. Légère ophtalmie. Leucome adhérent occupant les deux tiers inférieurs de la cornée. Le tiers supérieur est transparent et laisse apercevoir une partie de l'iris, complètement accolé à la paroi postérieure. Cécité totale.

Evacué sur l'hôpital 8 *bis*.

On s'aperçoit que, dans l'immense majorité des cas, c'est par ses éclats que l'obus lèse l'appareil visuel. En général, l'éclat d'obus lèse le globe par perforation directe. Nous n'avons observé qu'un cas où le projectile ait successivement perforé la paroi de l'orbite et le globe.

Nous avons vu encore que l'obus est susceptible de léser gravement l'appareil visuel par sa simple explosion. Il est intéressant d'en fixer le mécanisme et la pathogénie. Le son peut-il affecter la vue ? et dans quelle mesure ? Le Dr Masson, de Lyon, a publié à ce sujet, dans la *France Médicale*, un très intéressant article.

La question des rapports du son et de la vue a vivement préoccupé les esprits de tous les temps. Un médecin du xvie siècle, du nom de Sckenckius, qui vivait à Tubingen, rapporte qu'il a observé personnellement un malade atteint d'une perte totale et subite de la vue, à la suite de bombardements terribles et d'explosions de mortiers. Cependant, dit le médecin, on ne pouvait trouver aucune trace de violence extérieure, et la vision n'en fut pas moins définitivement perdue. L'étiologie fut très discutée par les médecins de l'époque :

On admit tour à tour que la perte de la vue était due à la « flamme énorme des canons ou des mortiers venant frapper l'œil d'une manière aveuglante », à la « disparition des esprits visuels, atteints dans leur source même par la violence des chocs de l'air extérieur ».

L'explication définitivement admise fut la suivante :

La pituite du cerveau, comme les autres tumeurs du corps, est ébranlée par la violence des explosions des machines de guerre et, chassée dans le voisinage des nerfs optiques, les obstrue. De même, les éternuements violents et répétés sont souvent la cause de cécités incurables.

On tend aujourd'hui à admettre que la contusion du globe oculaire, résultant de l'augmentation brusque de la pression de l'air provoquée par l'explosion, entraîne le plus souvent un décollement de la rétine. « C'est avec les anciennes observations d'obstruction des nerfs optiques par la pituite du cerveau, dit le Dr Masson, qu'on peut écrire l'historique des décollements de la rétine. »

C. **La cécité et le crapouillot.** — Le crapouillot, autant la bombe que la grenade, agit à la fois par sa flamme et par ses éclats. Dans la pratique civile, ce sont les accidents de mine qui rappellent le plus ses effets. Il produit à la fois des perforations et des brûlures. Ces actions sont, le plus souvent, combinées, mais on peut assister à la prédominance de certaines d'entre elles :

L'observation XXV témoigne surtout de brûlure ;

L'observation XXVI est un exemple de cécité par perforation des globes ;

L'observation XXVII un exemple de cécité par perforation et brûlure ;

L'observation XXVIII exemple de cécité par perforation des deux globes ;

L'observation XXIX exemple de cécité par perforation des deux globes.

Observation XXV

(Centre ophtalmologique de la XIVe Région).

Brûlure et perforation des deux globes par éclats de grenade.

C..., Louis, soldat au 27e régiment d'infanterie, né à Beaumont-sur-Vingal (Côte-d'Or).

Blessé le 19 décembre 1915 à la forêt d'Apremont.

Blessure par grenade à main.

La grenade a éclaté tout près du blessé. Il a été en même temps frappé par les éclats et brûlé.

Premier pansement sur place. Evacué sur Toul et Commercy, puis sur Lyon.

A l'examen, on constate une opacification totale des deux cornées avec atrophie des deux yeux. Il semble y avoir eu à la fois brûlure et perforation. Cécité complète.

Blessé évacué sur l'hôpital 8 *bis*. ·

Observation XXVI

(Centre ophtalmologique de la XIVe Région).

Double perforation par éclats de grenade. Cécité.

O..., Auguste, soldat au 4e génie, né le 1er juin 1881 à Servin (Doubs).

Blessé le 29 décembre à Perthes par des éclats de grenade.

Le blessé a reçu les éclats d'une grenade à main en montant à l'assaut.

La face est couverte de cicatrices.

L'œil gauche a été énucléé à Desgenettes le 4 janvier 1915.

L'œil droit présente une hémorragie du vitré. Cécité absolue.

Blessé évacué sur l'hôpital 8 *bis*.

Observation XXVII

(Centre ophtalmologique de la XIVᵉ Région).

Double perforation par éclats de grenade. Cécité.

A..., Auguste, caporal au 8ᵉ régiment colonial, né en mars 1895, à Solliès-Pont (Var).

Blessé le 1ᵉʳ décembre 1914 à Massiges (Marne) par des éclats de grenade.

Le blessé a reçu les éclats d'une grenade à main, se trouvant dans un posté d'écoute avancé. On constate la présence de plaies multiples et superficielles de la face.

L'œil droit, perforé, a été énucléé une première fois à Sainte-Menehould incomplètement.

On a enlevé le moignon restant le 10 décembre à Desgenettes.

L'œil gauche présente des opacités cornéennes. Il semble qu'il y ait un scotome étendu de la partie inférieure du champ visuel. Compte les doigts à 25 centimètres.

Bon état général.

Blessé évacué sur l'hôpital 8 *bis.*

Observation XXVIII

(Centre ophtalmologique de la XIVᵉ Région).

Double perforation par éclats de torpille. Cécité.

B..., Jules, soldat au 167ᵉ régiment d'infanterie, né à Létricourt (Meurthe-et-Moselle. Entré le 16 juin 1915, salle Sommer.

Blessé le 15 mai 1915 au Bois-le-Prêtre par éclats de torpille aérienne.

Premier pansement fait sur place.

Pansements suivants à Pont-à-Mousson et Toul.

Rentre à l'Hôtel-Dieu de Lyon le 14 juin 1915.

O. D. Déchirure de la paupière inférieure au niveau de l'angle interne. Chémosis conjonctival. Hypocina dans la chambre antérieure. L'iris est libéré en plusieurs endroits de ses insertions, surtout à la partie inférieure. On éclaire le fond de l'œil, mais on ne peut en apprécier les détails.

Perte presque complète de la vision. Un examen ultérieur dénote une déchirure chorio-rétinienne.

O. G. Perforation du globe avec fort chémosis conjonctival et sang dans tous les milieux oculaires. Le pus fait issue par la perforation. Panophtalmie. Enucléation du globe oculaire perforé le 19 mai à Toul.

Pus dans tous les milieux oculaires. On n'a pas trouvé de corps étranger. Le corps ayant glissé le long du cartilage tarse de la paupière inférieure était profondément encastré au-dessous de la paupière, entre le tégument et la paroi osseuse du maxillaire supérieur gauche. Il a été extrait quelques jours après l'énucléation.

Blessé évacué sur l'hôpital **8** *bis*.

OBSERVATION XXIX

(Centre ophtalmologique de la XIVe Région).

Double perforation oculaire par éclats d'obus.

A..., Jean, soldat au 56e régiment d'infanterie.

Blessé le 21 août en Lorraine par des éclats d'obus.

Les éclats ont atteint les deux yeux. Le blessé n'a plus rien vu. Il a été fait prisonnier et soigné en Allemagne dans le duché de Bade. Huit jours après, l'œil gauche devint douloureux, la fièvre survint; le blessé se souvient avoir eu 39 degrés de température. Ses souffrances augmentant, les chirurgiens allemands lui proposèrent une intervention qu'il accepta. Le 3 septembre, il fut énucléé des deux yeux. La plaie suppura longtemps.

Le blessé sortit de l'hôpital, le 5 janvier seulement, à peu près guéri.

Le blessé, qui a été évacué en France en mars, va actuellement très bien.

Le crapouillot a donc comme particularité intéressante de léser les yeux autant par ses brûlures que par ses perforations; l'action caustique de l'obus, qui existe tout de même, se trouvait bien moins prononcée;

et la raison en est dans la proximité à laquelle le projectile explose.

Le crapouillot éclate souvent presque au contact du
combattant.

Notons la grave tendance qu'ont les plaies par éclat
de crapouillot à s'infecter, particulièrement marquée
par les éclats de torpille, qui, par suite de son explosion au contact du sol, se trouvent souillés et entraînent même des corps étrangers.

De cette étude générale sur les lésions dans la cécité,
une conclusion nette paraît se dégager. Elle se résume
dans la gravité des dégâts occasionnés aux yeux par
les projectiles de la guerre actuelle. Les blessures des
yeux diffèrent totalement, bien souvent, des plaies
observées dans la pratique civile. Comme elles, la
thérapeutique change et la chirurgie oculaire paraît
parfois abandonner sa spécialisation et marquer en
temps de guerre une évolution vers la chirurgie générale, en raison des délabrements et de l'importance
des interventions autoplastiques. Toutefois, à l'ophtalmologiste revient le rôle de réduire considérablement le nombre des énucléés. Nous avons vu plusieurs fois des yeux qui semblaient voués à leur extirpation et qui ont été conservés sans vision ou avec une
légère acuité, grâce à des soins méthodiques et minutieux relevant de la spécialité.

CHAPITRE III

NOS OBLIGATIONS ENVERS LES MILITAIRES AVEUGLES :

OBLIGATIONS MORALES ET MATÉRIELLES : ÉDUCATION, INSTRUCTION GÉNÉRALE ET PROFESSIONNELLE, PROTECTION DE L'AVEUGLE.

CE QU'A FAIT LYON POUR LES AVEUGLES ET LES MILITAIRES AVEUGLES EN PARTICULIER.

En présence d'une situation aussi émouvante, vie brisée à ses plus beaux jours pour une cause aussi noble, conditions souvent pénibles de l'existence, nous n'hésiterons pas à regarder nos obligations comme devant être de tout ordre : morales et matérielles.

Obligations morales. — Nous apporterons à l'aveugle militaire un réconfort chaleureux dans le cas où il serait au courant de son infirmité. Nous lutterons à l'occasion contre son découragement, ce cri de protestation de l'âme. Nous lui montrerons qu'il y a des malheurs plus grands que la perte de la vue. Nous lui dirons que l'homme « privé de vue » n'est pas incapable d'un labeur fructueux. Tant d'autres aveugles ont déjà travaillé.

Si le découragement persiste, nous le mettrons en relation avec des aveugles exercés, intelligents, actifs, qui lui expliqueront leur raison à eux d'espérer. A défaut des yeux, il leur reste une faculté presque aussi importante, la mémoire. Ils ont encore un sens, le toucher, qui remplace la vision de près. Ils n'ont pas tout perdu : ils travaillent, ils gagnent tous les jours un certain salaire.

Dans le cas où l'aveugle ne connaît pas son état, quelle est la conduite à tenir? Doit-on le mettre au courant de sa cécité? Il semble en principe que non. On évitera devant lui de prononcer le mot d'aveugle. On parlera simplement de gens qui ont la « vue fatiguée ». On se montrera habile et diplomate. Petit à petit on en viendra à examiner les moyens de suppléer à cette fatigue de la vue, dans le cas où elle persisterait. Mais on se gardera bien de brusquer les choses. Certains aveugles conservent longtemps en effet l'illusion de la vue. A tout prix il faut lui éviter une révélation claire de son véritable état. Un gros découragement s'en suivrait, qui pourrait entraîner d'autres conséquences qu'une forte peine morale. Progressivement on lui glissera la plaquette et l'alphabet Braille, dans le cas où son « mal aux yeux » durerait encore. On lui suggérera qu'il peut absolument par lui-même continuer à accomplir les menues besognes dont il s'acquittait autrefois. On l'intéressera aux jeux. Petit à petit, notre aveugle se fera à l'idée d'un mal aux yeux durable. On en conviendra, mais sans jamais parler de cécité.

On n'éteindra jamais cette lueur d'espoir qui les anime presque tous.

Dans certains cas au contraire le guide est autorisé à user de moins de détours. Nous avons lu les mémoires d'un aveugle qui écrivait que le plus grand service à rendre aux infirmes de sa catégorie était de les renseigner sur leur véritable intérêt.

Nous estimons qu'en cette occasion il y a lieu de tenir un grand compte du niveau intellectuel du sujet, et surtout de son caractère. Est-ce un impulsif, renonçons-y. Est-ce un sujet cultivé, froid et volontaire, nous pouvons nous inspirer de cette dernière ligne de conduite.

Obligations matérielles. — Nous avons encore envers les aveugles de la guerre, certainement plus qu'envers les autres, des obligations matérielles. Le plus grand nombre sont dans des situations dignes d'intérêt. Le Pays a bien pensé à eux. Considérant l'importance du dommage résultant de la perte totale et irrémédiable de la vue, le législateur militaire a placé la cécité dans la première catégorie des blessures ouvrant des droits à la pension (décision ministérielle du 23 juillet 1887). C'est dans la deuxième catégorie seulement que figure l'amputation de deux membres. Le taux de la rente spéciale lorsqu'il y a perte totale de la vue est pour le soldat de 1.728 francs, de 1.800 francs pour le caporal, de 1.992 francs pour les sous-officiers [1].

Cette somme est importante. Elle n'assure cependant pas l'existence de l'aveugle, et, en particulier,

[1] *Journal Officiel de la République française*, juin 1915, p. 399.

celle de l'aveugle chargé de famille. Il convient d'augmenter ses revenus. On lui donnera une instruction qui lui permettra d'utiliser les facultés qu'il possède encore, car, pour être réduites, elles n'en existent pas moins. L'infirme y trouvera son compte autant moral que matériel. En même temps qu'il accroîtra ses bénéfices journaliers en effet, son travail lui procurera une certaine satisfaction. Il s'apercevra qu'il n'est pas, comme il l'aurait cru dans les premiers moments de conscience de son véritable état, un bon à rien. Le travail sera encore pour lui une distraction, un passe-temps, qui lui fera oublier son infirmité. La société elle-même n'aura qu'à se louer de cette activité de l'aveugle, qui produira pour elle et, à ce titre, en deviendra un membre actif et utile. Elle n'aura pas à regretter les moyens mis en œuvre pour lui faire donner son instruction et son éducation.

Education. — L'éducation de l'aveugle sera un des premiers soins du « typhlophile ». Elle est en effet la condition de toute instruction.

Dès qu'il sera possible, l'aveugle sera dirigé vers un Atelier-asile. C'est là qu'il recevra son éducation et son instruction. Ce groupement immédiat ne présenterait-il pas des inconvénients? On a prétendu qu'il ne siérait peut-être pas d'assembler des hommes désemparés et incapables de se prêter un appui réciproque. Il semble, au contraire, que les aveugles aient tout à gagner à sympathiser ensemble. Ils se reconnaissent les égaux les uns des autres. Etant soustraits au contact des clair-voyants, ils perdent l'occasion de reconnaître leur

déchéance, relative d'ailleurs. En l'absence de tout
terme de comparaison, ils gardent la notion de leur
personnalité.

Ce groupement opéré, le typhlophile se met à l'œuvre. Il entreprend l'éducation sensorielle de son protégé.
Il tend surtout à développer l'odorat, le goût, l'ouïe
« qui met l'aveugle en relations avec ses semblables »,
le « toucher qui le met en contact avec la nature ».
Entre tous le toucher appelle son attention, car c'est
pour l'aveugle le plus précieux des sens. Il apprendra
l'aveugle à tâter. Il lui enseignera que, pour acquérir la
notion d'un objet, il ne suffit pas de le soumettre à un
contact cutané, il faut encore que la main, mettant en
jeu ses articulations des phalanges, du poignet et,
parfois, du membre supérieur entier, lui donne la sensation de forme et de relief. L'aveugle devra aussi
mouvoir son index avec la vitesse la plus grande compatible avec la perception des points, en appuyant juste
assez pour les sentir, et pas assez pour fatiguer la sensibilité tactile.

Instruction générale. — L'éducation du doigt terminée, l'aveugle aura acquis le sentiment du relief. Il
sera à même d'apprendre la lecture et l'écriture. Il lira
le Braille dès qu'il connaîtra la valeur des signes représentatifs des lettres, qu'il est maintenant arrivé à percevoir. Nous n'insisterons pas sur leur constitution...
Ils se composent essentiellement de un à six points.
Les dix premières lettres de l'alphabet sont représentées
par la juxtaposition de quatre points. Les dix suivantes
sont formées avec les précédentes en ajoutant sur un trait

inférieur et à gauche un cinquième point. Les quatre dernières en joignant un sixième point sur la droite.

Dès qu'il connaîtra la lecture et l'écriture, l'aveugle possèdera en même temps le calcul. Les chiffres portent les mêmes signes que les dix premières lettres du Braille, précédées seulement d'un signe particulier qui est le signe du nombre.

La nécessité de cette instruction préalable s'impose absolument au militaire aveugle. Elle est pour lui une distraction agréable et utile, qui pourra combler ses heures de loisir. Elle élève son âme. Elle contribue à lui faire admettre qu'en perdant ses yeux il n'a pas tout perdu. Les efforts de l'instructeur ne sont d'ailleurs pas vains. Ses élèves l'écoutent avec une attention soutenue, attention dont il convient peut-être de rechercher l'origine dans le défaut des images visuelles.

Instruction professionnelle. — De pair avec l'instruction générale sera menée l'instruction professionnelle. Presque au même titre que les autres aveugles, le soldat mutilé sera apte à la recevoir. Mais n'oublions pas qu'il a passé l'âge où l'esprit se forme. Il est déjà ou presque dans l'âge mûr. Il aura une peine de plus à s'assimiler les principes nouveaux qui lui seront inculqués. Il mettra peut-être longtemps à acquérir cette habileté manuelle dont le jeune âge connaît le secret. L'aveugle va donc trouver devant lui des difficultés. Il devra disposer d'une énergie suffisante pour les surmonter.

Le sujet reconnaît la nécessité pour lui d'embrasser une profession en rapport avec son infirmité, quel sera son choix? En général celui d'un ami, de l'instructeur même, mais avant tout d'une personne intelligente et avisée. Le guide fera intervenir des considérations de tout ordre : situation matérielle antérieure du blessé, rang social, relations, instruction générale, aptitude physique. Le guide devra en outre consulter les goûts naturels : certains ont une vocation musicale, ils feront des musiciens, des accordeurs de pianos, mais à cette condition qu'ils posséderont déjà le sens de la musique. La légende de l'aveugle musicien n'est pas fondée. Comme tout autre, l'aveugle ne devient musicien que quand il a reçu des dons particuliers de la nature dans ce sens.

Rendons-nous bien compte de la nécessité pour le guide de faire un choix convenable en faveur de son protégé. S'il venait à l'orienter vers une profession pour laquelle ses aptitudes spéciales seraient insuffisantes, il s'exposerait à un échec d'autant plus funeste que l'énergie gaspillée dans une tentative infructueuse ferait défaut.

Nous connaissons déjà les avantages présentés par l'instruction du soldat aveugle. Nous avons vu qu'elle accroissait dans de notables proportions la somme de ses bénéfices journaliers. Elle pare en outre à l'oisiveté.

Elle tend enfin à prévenir le vagabondage. Déjà trop nombreux, sans doute, seront les mutilés qui, après la guerre, lui emprunteront les éléments de leur existence !

Il est en retour quelques cas où la question de l'éducation professionnelle ne se pose pas. C'est quand le travail antérieur de l'aveugle ne souffre pas de son infirmité. Il existe un certain nombre d'occupations qui se passent du contrôle de la vue. C'est quand on se trouve en présence de situations favorables : l'infirme qui n'a pas à se préoccuper de questions matérielles trouve dans la lecture une occupation suffisante. Fort heureusement petit est le nombre des aveugles dont la multiplicité des mutilations empêche tout travail.

L'instruction sera donnée dans un Atelier-école. Ces ateliers existent déjà pour les aveugles civils dans les principaux centres. Mais une section spéciale y sera créé pour nos aveugles militaires, où l'on fera d'ailleurs rentrer à l'occasion les aveugles adultes civils. La durée du séjour variera avec la nature du métier appris : la brosserie demande six à huit mois ; la vannerie veut un apprentissage plus long, pouvant atteindre deux et trois ans. C'est encore une question de personne. Certains sujets sont mieux doués que d'autres.

Les métiers enseignés aux aveugles sont très importants. Valentin Haüy, en 1788, enseignait à ses élèves la corderie, la vannerie, la filature, la couture, le tricot, enfin l'imprimerie.

Mais tout avait disparu en 1810.

Guillé, vers 1816, reprit, avec quelques jeunes aveugles retirés des Quinze-Vingts, la filature, la corderie, la vannerie, la chaiserie, le filet et le tricot.

Le Dr Pignier, en 1821, continua ces métiers, surtout la vannerie, le tissage, le cannage, mais il appliqua les aveugles surtout à la musique et à l'accordage. Dufour, à partir de 1840, ajouta la brosserie, le tour et l'ébénisterie. Guadet, enfin, de 1855 à 1871, conserva seulement le tricot, le crochet et le filet pour les *filles ;* le tour, les filets de pêche, le cannage des chaises et la

vannerie pour les *garçons*. En 1878, on établit à l'institution une classe spéciale pour l'accordage. Dans ces
dernières années, on a repris l'imprimerie en points.

On a pratiqué : à Clermont, le tricot mécanique et le
tissage ; à Arras, à Toulouse, la fabrication des balais ;
à l'Ecole Braille, le travail des perles et des couronnes ;
à Marseille, la vannerie et la sparterie ; à la rue Jacquier, la brosserie, la vannerie et la sparterie ; à Paris,
enfin, la Société Valentin Haüy a établi un atelier de
sacs en papier pour aveugles incapables de mieux.
Ernest Vaughan, dans la *Guerre Sociale* (1915), propose
encore l'entrée des aveugles dans les manufactures
nationales, les manufactures de tabac, en particulier ;
dans l'industrie des cycles ; dans les téléphones.

Comme on le voit, les métiers d'aveugle sont assez
nombreux : perles, filets, crochets tiennent une petite
place et sont réservés aux femmes ; les hommes
excellent dans la brosserie, la vannerie, le rempaillage,
le cannage, l'accordage et les réparations de pianos.
Le massage et la dactylographie sont moins courants.

La *brosserie* est par excellence l'industrie des
aveugles. Elle présente, en effet, de nombreux avantages : elle ne nécessite qu'un matériel peu compliqué,
un outillage peu coûteux. La technique est facile,
l'apprentissage court : il dure tout au plus six à
huit mois. Cette occupation permet, en outre, à l'ouvrier de travailler chez lui en famille, en raison du
faible matériel dont il doit faire l'acquisition, et de
travailler seul. L'ouvrier se passe de toute aide, autant
de celle d'un aveugle que de celle d'un clairvoyant.

Il trouve enfin une vente facile de ses brosses. Il

s'agit, en genéral, de brosses de chiendent. Mais l'aveugle est susceptible de produire la brosse de luxe.

La *vannerie* réclame un apprentissage plus long, environ deux à trois ans. Elle nécessite une vigueur physique d'une certaine mesure, de l'habileté et de l'adresse manuélle. Elle demande en outre un atelier spacieux, condition qu'il n'est souvent pas aisé de réaliser dans les centres. Si nous ajoutons la difficulté d'écoulement des produits, nous nous expliquerons qu'elle soit assez peu cultivée en France.

Le *rempaillage*, le *cannage* sont aisés. La technique est facile, l'instruction rapidement faite. Mais ce travail est peu rémunéré; l'ouvrier tend aujourd'hui à l'abandonner.

L'*accordage* et la *réparation de pianos* compte parmi les métiers d'aveugle les plus intéressants et les plus fructueux. Mais il nécessite des aptitudes musicales prononcées. Nous avons vu que dans une certaine mesure on naît musicien, qu'en aucun cas on ne le devient si l'on n'a reçu de la nature des dons particuliers. Il demande en outre un apprentissage long, environ deux ans, une dextérité manuelle prononcée, des qualités intellectuelles générales, du savoir-faire, puisque l'aveugle devra se mettre en relation avec des personnes de tout rang social.

Le *massage* est encore peu pratiqué par les aveugles. Il semble cependant qu'il leur convienne. L'aveugle possède en effet une des grandes qualités du masseur : la patience. Sans doute la technique sera longue à acquérir. La formation demandera environ deux ans. Elle nécessite en outre la connaissance préalable de notions anatomiques et physiologiques. Mais il paraît bien que l'aveugle intelligent, possédant une instruction et un vernis suffisants pour se présenter dans les divers milieux, arrivera à se créer une clientèle suffisante.

La *dactylographie* a tenté encore certains aveugles, quoique en petit nombre. Ils utilisent des machines portant sur les lettres les caractères de Braille.

La *cordonnerie*, au point de vue fabrication et réparation, est peu goûtée par nos aveugles. Ceux du Danemark s'y adonnent davantage.

La *matelasserie* est pratiquée dans de fortes proportions par les aveugles anglais. Ils ont fondé plusieurs grands ateliers. Il n'en est pas de même en France. Ce travail est accompli d'une façon générale ici par de petits façonniers. Nos aveugles ne s'en occupent pas, en raison de la nécessité fréquente où ils se trouveraient de faire appel à des clairvoyants pour faire certaines parties de leur ouvrage.

L'industrie aveugle des *sacs en papier*, des tapis n'est encore qu'ébauchée.

Le travail de l'aveugle. — Telle est la nature des métiers enseignés à notre aveugle militaire. Il importe de nous demander quel sera son travail : il sera d'excellente qualité, mais lent. Le rendement est en général moitié moindre que celui du clairvoyant dans les métiers manuels. Il s'élèvera au contraire dans les professions où l'intelligence joue un plus grand rôle.

Les bénéfices de l'aveugle seront en rapport aussi

avec l'intervention du facteur intellectuel. Ils baisse-
ront sensiblement dans les métiers manuels.

Le gain journalier des ouvriers est le suivant,
d'après M. Laurent, directeur des ateliers de la
rue Jacquier :

```
Brossiers moyens  . . . . . fr.  2 60
Rempailleurs. . . . . . . . .    1 40
Canneurs-rempailleurs  . . .     1 40
Vanniers . . . . . . . . . .     1 60
Filetiers . . . . . . . . . .    0 75
```

Ce gain joint à la pension de réforme, au produit de
la médaille militaire, assurera l'existence à nos mutilés.

En possession d'un métier, l'aveugle se mettra au
travail. A son gré il passera dans un Atelier-ouvroir,
s'il n'a pas de famille ou de chez lui ; il y trouvera des
camarades et bientôt des amis. Il aura son travail
assuré d'avance, ainsi que la vente des objets fabriqués.

Dans le cas contraire, et si la nature de sa profession
le lui permet, il pourra travailler chez lui. En quelque
lieu que s'exerce son activité, l'aveugle devrait « travailler pour le compte de Sociétés industrielles anony-
mes par actions, créées pour l'exploitation méthodique
et consciencieuse de se production. Ce serait la Grande
Société des Ateliers de soldats aveugles. Les aveugles
se passeraient ainsi de la philanthropie officielle ou
privée qui n'interviendrait que durant la période
d'apprentissage. Les bénéfices seraient répartis dans
un pourcentage à déterminer entre les producteurs
aveugles, le personnel et le capital. » Tel est le projet

exposé par Ernest Vaughan, dans la *Guerre Sociale*.
Nous formulons le souhait qu'il se réalise.

La protection de l'aveugle. — Mais l'aveugle ne
pourra vivre d'une vie isolée. Il devra faire appel à
des protecteurs qui le guideront, qui à l'occasion lui
fourniront aide matérielle et morale. Cet appoint lui
sera fourni par des Sociétés d'assistances. La nécessité
de ces Sociétés se fera particulièrement sentir après la
guerre pour venir en aide aux mutilés. Ses membres
auront à cœur la protection durable des infirmes. Ils
rechercheront le moyen de diminuer le poids de leurs
infirmités : ils fourniront à leurs protégés des sub-
stances, du travail, des conseils. Ils les feront enfin
bénéficier de toute l'autorité de leur influence. « Le
patronage, dit justement M. de la Sizeranne, est la
clé de voûte de l'œuvre des aveugles ; sans lui l'enseignement intellectuel et professionnel le mieux organisé
reste stérile dans bien des cas. » Ces patronages existent en partie. Valentin Haüy avait eu déjà l'idée de
l'organiser pour les élèves sortis de son école, les
troubles de la Révolution l'en empéchèrent.

Dufau, en 1841, créa la Société nationale de *Patronage des Aveugles de France*, qui donna peu de résultats en raison de sa trop grande extension même,
puis la Société particulière de l'*Institution Nationale*,
qui fut réorganisée en 1855 et peut aujourd'hui,
comme Société de placement et de secours, servir de
modèle aux œuvres du genre.

Citons encore la *Société d'Assistance*, dont le siège
est aux Quinze-Vingts, créée par M. Péphau ; l'*Asso-*

ciation Valentin Haüy pour le bien des aveugles, fondée à Paris par M. de la Sizeranne depuis 1883. Cette dernière a pour but de seconder et d'unir les personnes et les œuvres qui s'occupent des aveugles, d'étudier, de propager, d'appliquer tout ce qui peut concourir à leur instruction, leur éducation, leur patronage, et de vulgariser la prophylaxie de la cécité. Elle aussi s'intéresse aux militaires aveugles et à leur réadaptation à la vie utile.

Nous nous sommes occupé jusqu'ici des aveugles présentant des aptitudes physiques et fonctionnelles voulues pour apprendre et exercer un métier. Mais il en est d'autres qui nous intéressent. Ce sont les grands mutilés, qui se trouvent dans l'impossibilité absolue de travailler ; leur nombre est heureusement petit. Ce sont les sujets dépourvus d'initiative qui se montreraient inférieurs aux difficultés de la vie. Ce seront plus tard nos aveugles affaiblis par l'âge, incapables de subvenir aux nécessités de leur existence.

Suivant leurs capacités, on les admettra dans des Ateliers-asiles ou des Hospices-asiles. L'Atelier-asile assure à ses pensionnaires la subsistance, la vie matérielle ; il fournit de l'ouvrage à ceux qui possèdent encore certaines capacités de travail.

L'Hospice-asile sera réservé aux aveugles incapables de tout travail et indigents. Tantôt il s'agira d'un Asile spécial ; les grands centres seuls peuvent en supporter les frais. Nous citerons l'Asile des Quinze-Vingts à Paris.

Dans les milieux urbains, cantonaux et communaux au contraire, dont les ressources sont limitées, ces aveugles seront admis dans un Hospice général où ils partageront la vie commune.

CE QU'A FAIT LYON POUR SES AVEUGLES
ET SES AVEUGLES MILITAIRES EN PARTICULIER

C'est l'œuvre de deux Sociétés : la Section lyonnaise de l'Association Valentin Haüy et la Société d'Assistance et de Patronage pour les sourds-muets et les aveugles du Rhône et des départements voisins.

La Société d'Assistance et de Patronage a pour but de procurer aux jeunes sourds-muets et aux jeunes aveugles nécessiteux le double bienfait d'une instruction primaire et de l'apprentissage d'un métier.

Son œuvre se résume toute dans la création de la Maison des Aveugles de Villeurbanne. La Maison des Aveugles comprend :

1° Une Ecole des aveugles. Les enfants y reçoivent une instruction générale : lecture du Braille, écriture et calcul.

2° Une Ecole-atelier d'apprentissage pour les aveugles arrivés au terme de leurs études.

3° Des Ateliers pour aveugles adultes : de brosserie, de cannage et empaillage de sièges, de vannerie. La dactylographie et l'accordage de pianos sont aussi entre leurs mains. Ce sont des Ateliers-ouvroirs. L'aveugle travaille dans les conditions ordinaires de l'ouvrier. Il est libre en dehors de ses heures de travail. A sa guise, il vit et loge au dehors. Son salaire moyen s'élève à 1 fr. 5o et 2 francs,

Les Ateliers fonctionnent encore comme Atelier-asile; dans ce cas, ils assurent la subsistance et le logement de l'aveugle, qui bénéficie des avantages de la vie en commun et réalise de ce fait une importante économie.

Les résultats ont couronné les efforts de l'œuvre. En 1914, l'établissement comptait 50 aveugles. Le travail de 25 d'entre eux a représenté la somme de 36.500 francs.

La Maison de Villeurbanne donne encore l'hospitalité aux aveugles militaires. A ce titre, elle constitue une annexe de la Grande Ecole des Mutilés de guerre créée par le sénateur-maire Herriot. Elle abrite en effet l'hôpital auxiliaire 8 *bis*, placé sous la direction du Dr Masson. Ces mutilés sont déjà au nombre d'une trentaine. Leur chiffre augmente tous les jours.

Nos aveugles y ont trouvé un grand réconfort moral. On leur a montré que la vie était encore pour eux une belle chose. Elle leur réservait une part de bonheur. En perdant leurs yeux ils n'avaient pas tout perdu. Les autres sens leur suppléeraient dans une large mesure. Avec leur aide ils parviendraient à travailler, à se rendre utiles.

Leur éducation et leur instruction sont en cours. On leur enseigne les éléments du Braille. On a glissé dans leurs mains la tablette. Docilement ils apprennent les éléments de la lecture, de l'écriture, du calcul. Le visiteur se trouve étonné de la rapidité avec laquelle ils inscrivent leurs caractères.

Les plus anciens sont à l'atelier ; ils apprennent les métiers d'adultes : brosserie, cannage, empaillage de sièges, vannerie. On enseignera bientôt aux mieux doués la dactylographie, le massage.

Tous travaillent avec ardeur, paraissant oublier l'infirmité qui les a frappés. Tous sont excellemment satisfaits de l'aide spontanée et affectueuse de leur entourage.

De même, la succursale de l'Association Valentin Haüy, à Lyon-Caluire, a aménagé l'hôpital auxiliaire 19, où un certain nombre de nos aveugles militaires ont rouvé l'assistance, l'éducation et l'instruction nécessitées par leur infirmité.

Nous admirons l'œuvre accomplie par la Ville de Lyon toute de justice et de réparation nationale.

CONCLUSIONS

I. — Nous considérons comme aveugle de guerre tout militaire ayant perdu sous l'action d'un projectile de guerre, et d'une façon définitive, la faculté de travailler et vivre avec ses yeux, et présentant une acuité inférieure à 1/20.

II. Nous rapportons trente observations d'aveugles de guerre, recueillies au centre ophtalmologique de la XIVe Région (professeur Rollet, médecin chef).

III. — Les projectiles de guerre sont spécialement au nombre de trois : les balles, les obus, les crapouillots.

IV. — La BALLE : a) la *balle entière* occasionne 55 pour 100 des cécités; elle lèse l'appareil visuel (10 cas sur 16).

Son action est souvent directe; elle porte sur les globes eux-mêmes. Elle est parfois indirecte, et intéresse les voies optiques et les centres visuels.

La direction de la balle comporte trois variétés :

Elle peut être transversale, c'est-à-dire emprunter la région transversale des deux yeux, ou lui être parallèle. Dans le cours de nos observations, nous l'avons vue léser en séton les deux globes ou sectionner les nerfs optiques.

Elle peut être oblique : dans ce cas elle lèse un globe et contusionne l'autre, comme nous l'avons observé.

Elle peut être quelconque, déterminant la cécité par compression du centre visuel.

Le mécanisme de la lésion comporte trois modalités : la contusion légère ou violente, la perforation, l'énucléation traumatique.

b) La balle lèse encore l'appareil visuel *par ses fragments;* leur action est en général directe; les éclats atteignent directement le globe. Ils en déterminent la perforation.

c) La balle lèse les yeux par les *corps étrangers* qu'elle soulève. Leur action et leur mécanisme est le même que celui des éclats de balle. Les plaies qu'ils déterminent sont menacées d'infection aiguë : panophtalmie; d'infection chronique : irido-cyclite, phtisie oculaire.

V. — L'OBUS détermine environ un tiers des cécités (10 cas sur 30 dans les observations rapportées).

Il agit par lui-même (explosion), par ses éclats ou ses balles. Son mode d'action est en général direct : les éclats frappent directement le globe; parfois indirect : la balle de shrapnell peut fournir un trajet analogue à celui de la balle transversale. Nous en avons constaté un cas. Le mécanisme est en général celui de la perforation. Ces plaies ont une tendance particulière à s'infecter, marquée surtout pour les éclats d'obus percutants, qui éclatent au contact du sol et se trouvent souillés.

VI. — Le Crapouillot, autant la grenade que la bombe, ne nous procure que quatre observations de cécité. Son importance est destinée à s'accroître dans de fortes proportions au cours de la guerre actuelle de tranchées, comparativement à la balle, qui a fait des aveugles surtout pendant la guerre de mouvement. Le crapouillot produit des contusions, des perforations et surtout des brûlures.

VII. — Le Pays a l'obligation de s'occuper tout spécialement des aveugles de guerre. On les engagera à s'adonner à des professions d'aveugle. On créera, comme il a été déjà fait, et spécialement à Lyon, des Ecoles d'instruction et d'éducation professionnelles.

BIBLIOGRAPHIE

ARMITAGE, *The Education and Employment of the blind*, Londres, 1886.

BARBIER, *Notes sur les salles d'asile, le retour à la simplicité primitive de la théorie alphabétique, l'instruction familière des enfants du premier âge, des aveugles de naissance et des sourds-muets*, Hachette, Paris, 1834.

BARAZER (Commandant), *A propos du sens du toucher. Conseils aux personnes qui perdent la vue*, in-8°, Dunod, Paris, 1887).

BATZKO, *Ueber mich selbst und meine Unglüks-Gefärten die Blinden*, Paul Gottleif-Kummer, Leipzig, 1807.

BERGER (Lydie), *le Commandant Barbier (le Valentin Haüy)*.

BOURDON, *la Perception visuelle de l'espace*.

BOYER, *Rapport au Congrès d'études pour l'assitance aux aveugles*, 1910.

BRAILLE, *Procédé pour écrire au moyen de points*, Paris, 1837.

BUFFON, *Histoire naturelle (sur l'opéré de Cleselden)*.

CHAUTARD, *Projet de loi du 22 mars 1910*.

CLESELDEN, *Philosophical Transactions of the Royal Society*, 1728.

CLEMENCEAU, *le Voile du bonheur*.

CONSTANÇON (Maurice), *Dans le monde des aveugles*.

COPPÉ (François), *Pour les aveugles*.

COUILLARD (Georges), *De l'enseignement donné aux aveugles par les maîtres aveugles*, 1909.

CUVIER et MOLARD, *Rapport sur un mémoire de Charles Barbier* (à la bibliothèque Braille).

CURTIL (D^r), *les Aveugles*, Georg, Lyon, 1913.

DESCAVES, *les Emmurés*.

Delorme (médecin-inspecteur), *Précis de Chirurgie de guerre*, Masson, 1914.

Diderot, *Lettre sur les aveugles*, 1749.

Défault (D^r), *Etat actuel de l'éducation et de l'instruction des aveugles* (th. de Bordeaux, 1911).

Dor (Dr Henri), Guérison d'un aveugle-né *(Clinique ophtalmologique*, 1885).

Dufau, *Des aveugles ; considérations sur leur état moral, physique et intellectuel*, Paris, 1850.

Dumont (D^r), *Recherches statistiques sur les causes et les effets de la cécité.*

Dussouchet, *Rapport sur l'instruction générale et technique des aveugles mineurs.*

Encyclopédie, article Aveugle.

Extrait (Mlle) et La Fontaine, *l'Enseignement aux anormaux sensoriels* (Congrès de Toulouse, 1910).

Extrait (Mlle), *les Ecoles régionales pour l'instruction primaire et l'éducation des jeunes aveugles* (rapport).

Fieuzal (D^r), *Mémoire au Congrès de Genève*, 1882.

Freyssinier, *Moyens à employer pour l'éducation du toucher et de l'ouïe chez l'aveugle.*

— *Croisade contre la cécité. Les aveugles en France* (Congrès de 1910).

— Le Congrès des Typhlophiles *(Revue philanthropique*, 1910).

Fuchs (D^r), *Rapport au Congrès de la Haye*, 1884.

Frantz, *Philosophical Transactions of the Royal Society*, Londres, 1841.

Galeron de Calonne, *Dans ma nuit* (poésies).

Gayet (D^r), Education du sens et de la vue chez un aveugle-né *(Société d'Anthropologie de Lyon*, 1884).

Ginestons (D^r), *Mémoire à l'Académie de Médecine*, 1910.

Guadet, l'Instituteur des aveugles *(Journal mensuel*, Paris, 1855-1866).

Guilbeau, *Histoire de l'aveugle*, Paris, 1888.

Guillé, *Essai sur l'instruction des aveugles.*

Harry (Gérard), *le Miracle des hommes*, Larousse, Paris.

Hauy (Valentin), *Essai sur l'éducation des aveugles.*

— *Réadaptation des soldats aveugles à la vie utile.*

Helmotz, *Optique physique.*

James (W.), *Principles of psychology.*

Javal (Dʳ), *Conseils aux personnes qui viennent de perdre la vue.*

Korolenko, *la Forêt murmure*, A. Colin, 1895.

Kunz, *Du tact à distance.*

La Fontaine, *les Asiles pour l'hospitalisation des aveugles incapables d'un travail utile* (rapport).

Laurent (Dʳ), *la Guerre en Bulgarie et en Turquie*, Maloine, Paris, 1914.

Le Valentin Hauy, *Revue*, 1883-1897.

Lévy (M. Hanks), *Blindness and the Blind*, Londres, 1872.

Locke, *Essai sur l'entendement humain* (trad. Coste, liv. II).

Marschall (P.), *le Retour au nid (Société de Biologie, 1900).*

Martha (Dʳ), *l'Ouïe chez les aveugles.*

Martres (Dʳ), *la Cécité dans la région de Montpellier* (th. de Montpellier, 1893).

Monographies et Rapports divers : *Rapports sur la Société des Aveugles de Paris depuis 1882. — Rapports sur la Société Marseillaise des Ateliers d'aveugles depuis 1883. — Comptes rendus des Congrès de Paris, 1878, 1889, 1900 ; de Londres, 1890 ; de Paris, 1910. — Monographie de l'Ecole Braille, 1899. — Monographie de la clinique des Quinze-Vingts, 1901. — La question des aveugles dans la région lyonnaise, 1909. — Rapports sur la Société des Ateliers d'aveugles de Paris* (Assemblée générale, 1912).

Monnier (Marc), *le Charmeur*, Charpentier, Paris, 1895.

Moreau (Dʳ), Guérison d'un aveugle-né *(Annales d'Oculistique, 1913).*

Niboyet (Mme Eugénie), *les Aveugles et leur éducation*, Paris, 1837.

Nimier et Chauvel, *Traité pratique de Chirurgie d'armée.*

Nœgeli, *Sonderbare Errinerungen und Merkwürdige Lebens Jahrten des Jacob Birrer*, Lucerne, 1840.

Perrentau, *la Cécité congénitale sans lésions.*

Pignier, *Essai historique sur l'Institution des Aveugles de Paris.*

Prévost (Marcel), *l'Accordeur aveugle.*

Preyer, *l'Ame de l'enfant.*

Protopopoff (Dʳ), *la Cécité en Russie* (th. de Paris, 1895).

RODENBACH (A.), *les Aveugles et les Sourds-Muets*, Tournay, 1855.

ROLLET (Pr É.), *Rapport médical sur la question des aveugles pour la Commission départementale du Rhône*, 1909.
— L'œil et le revolver *(Revue générale d'Ophtalmologie, janvier 1909).*

SIZERANNE (Maurice DE LA), *les Aveugles, par un aveugle.*
— *Impressions et souvenirs d'aveugle.*
— *Les Sœurs aveugles.* La psychologie de la femme aveugle et la communauté des Sœurs aveugles de Saint-Paul.
— *Mes Notes.* Les aveugles dans l'école, dans la vie. Les aveugles et leurs armes.
— *Trente ans d'étude et de propagande en faveur des aveugles.*
— *J. Guadet et les aveugles:* Sa vie, ses écrits, sa doctrine.
— *Les aveugles utiles : ouvriers, accordeurs, organistes.*
— *La question des aveugles en 1910.*

TROUSSEAU (Dr), la Cécité en France. Statistique. Répartition géographique. Causes et prévention *(Congrès français d'Ophtalmologie,* Paris, 1902).
TRUC (Pr), *Inspection oculistique des écoles.*
— Des aveugles en France (assistance) *(Congrès français d'Ophtalmologie,* 1902).
TURTCLEIL (L.), *le Problème du soi-disant sens des aveugles.*

VASSAL (Dr), *Causes de la cécité* (th. de Bordeaux, 1894).
VILLEY (Pierre), *le Monde des aveugles.*
VOLTAIRE, *Eléments de la philosophie de Newton.*
VAUGHAN, *l'Assistance aux aveugles en Bohême,* Melun, 1908.
— *Notice historique sur les Quinze-Vingts,* 1909.
— *Un atelier d'impressions pour aveugles,* Paris, 1913.
— *Les Quinze-Vingts. Ce qu'ils sont, ce qu'ils devraient être.*
— *La lutte contre la cécité,* 1910.
— Pour nos soldats aveugles *(la Guerre Sociale,* 1915).

TABLE DES MATIÈRES

Avant-propos   7

Introduction et Historique 11

Chapitre premier. — Définition de l'aveugle. La cécité en
   France 15

Chapitre II. — L'aveugle de guerre. Les causes de la cécité
   de guerre. Les lésions : importance, mécanisme, nature . 25

Chapitre III. — Nos obligations envers les militaires aveugles. Obligations morales, matérielles : éducation, instruction générale et professionnelle; protection de l'aveugle.
   Ce qu'à fait Lyon pour les aveugles et les militaires
   aveugles en particulier. 65

Conclusions 83

Bibliographie 87